In die „Sammlung von Monographien aus dem Gesamtgebiete der Neurologie und Psychiatrie" sollen Arbeiten aufgenommen werden, die Einzelgegenstände aus dem Gesamtgebiete der Neurologie und Psychiatrie in monographischer Weise behandeln. Jede Arbeit bildet ein in sich abgeschlossenes Ganzes.

Das Bedürfnis ergab sich einerseits aus der Tatsache, daß die Redaktion der „Zeitschrift für die gesamte Neurologie und Psychiatrie" wiederholt genötigt war, Arbeiten zurückzuweisen nur aus dem Grunde, weil sie nach Umfang oder Art der Darstellung nicht mehr in den Rahmen einer Zeitschrift paßten. Wenn diese Arbeiten der Zeitschrift überhaupt angeboten wurden, so beweist der Umstand andererseits, daß für viele Autoren ein Bedürfnis vorliegt, solche Monographien nicht ganz isoliert erscheinen zu lassen. Es stimmt das mit der buchhändlerischen Erfahrung, daß die Verbreitung von Monographien durch die Aufnahme in eine Sammlung eine größere wird.

Die Sammlung wird den Abonnenten der „Z e i t s c h r i f t f ü r d i e g e s a m t e N e u r o l o g i e u n d P s y c h i a t r i e" und des „Z e n t r a l b l a t t f ü r d i e g e s a m t e N e u r o l o g i e u n d P s y c h i a t r i e" zu einem um ca. $20\,^0/_0$ ermäßigten Vorzugspreise geliefert.

Angebote und Manuskriptsendungen sind an einen der Herausgeber, Prof. Dr. O. F o e r s t e r, Breslau, und Prof. Dr. R. W i l m a n n s, Heidelberg, erbeten.

Die Honorierung der Monographien erfolgt nach bestimmten, zwischen Herausgebern und Verlag genau festgelegten Grundsätzen und variiert nur nach Höhe der Auflage.

Abbildungen und Tafeln werden in entgegenkommender Weise ohne irgend welche Unkosten für die Herren Autoren wiedergegeben.

MONOGRAPHIEN AUS DEM GESAMTGEBIETE DER NEUROLOGIE UND
PSYCHIATRIE

HERAUSGEGEBEN VON

O. FOERSTER-BRESLAU UND K. WILMANNS-HEIDELBERG

HEFT 23

BEITRÄGE ZUR ÄTIOLOGIE UND KLINIK DER SCHWEREN FORMEN ANGEBORENER UND FRÜH ERWORBENER SCHWACHSINNSZUSTÄNDE

MIT EINEM ANHANG

ÜBER LÄNGEN- UND MASSENWACHSTUM IDIOTISCHER KINDER

VON

Dr. A. DOLLINGER

OBERARZT AM KAISERIN AUGUSTE VICTORIA HAUS, REICHSANSTALT ZUR BEKÄMPFUNG DER
SÄUGLINGS- UND KLEINKINDERSTERBLICHKEIT, CHARLOTTENBURG
(DIREKTOR: PROF. DR. LANGSTEIN)

MIT 22 KURVEN

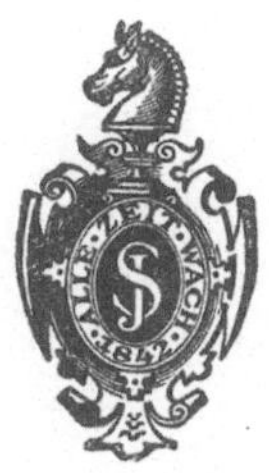

Springer-Verlag Berlin Heidelberg GmbH

1921

ISBN 978-3-662-34981-6   ISBN 978-3-662-35316-5 (eBook)
DOI 10.1007/978-3-662-35316-5

Vorwort.

Die Arbeit ist ein Versuch, ihr Hauptzweck Anregung zu geben das große und in verschiedenster Beziehung so wichtige Gebiet der schweren Grade frühkindlichen Schwachsinns von neuem zu bearbeiten und aufzuräumen mit den vielen und alten Vorurteilen, die heute noch auf diesem Gebiete wie eine „ewige Krankheit" sich von Buch zu Buch forterben.

In der Einleitung unterziehe ich die üblichen in der Literatur genannten ätiologischen Momente einer kurzen Kritik, wobei selbstverständlich die ungeheuere Fülle des einschlägigen Schrifttums nur zum geringen Teil und nur in seinen markantesten Vertretern herangezogen werden konnte. Im nächsten Abschnitt versuche ich die Aufstellung eines neuen Einteilungsprinzips. Der dritte und letzte soll an Hand meines Materials den Beweis erbringen, daß das vorgeschlagene System praktisch verwertbar ist, daß sich die meisten von mir beobachteten Formen ihm zwanglos einreihen lassen. Der Anhang endlich ist unter Zugrundelegung der im Hauptteil besprochenen Fälle Wachstumsstudien gewidmet, wobei ich zu anderen Resultaten komme wie die Mehrzahl älterer Bearbeiter dieses Themas. — Es scheint mir nicht unwichtig hier schon zu betonen, daß sich meine gesamten Ausführungen nur auf schwere und schwerste Formen kindlichen Schwachsinns beziehen.

Ich weiß — und ich erhoffe es auch —, daß die Kritik, besonders von neurologischer Seite, sich mit meinen Anschauungen beschäftigen wird; Hauptsache aber bleibt, daß daraus diesem Zweige unserer Wissenschaft Vorteile erwachsen werden, nicht zuletzt in therapeutischer Hinsicht. Und dies habe ich gewollt.

Charlottenburg, 2. März 1921.

A. Dollinger.

Inhaltsverzeichnis.

I.

Das „autistisch-undisziplinierte Denken" (Bleuler) feiert in der Medizin besondere Orgien in der Frage der Ätiologie der angeborenen und früh erworbenen geistigen Schwächezustände. Dies ist wohl mit ein Grund, daß immer noch von dem „Wirrsal", dem „Chaos" der Formen kindlicher Idiotie gesprochen wird, aus dem erst einige wenige scharf umschriebene klinische Bilder herauszulösen gelungen ist. Die „üblichen, unkontrollierten und deswegen ganz bedeutungslosen Statistiken über die Häufigkeit der Geisteskrankheiten zeigen nur zu deutlich", wie — um wieder Bleulers Worte zu gebrauchen — „nicht Wahrheit, sondern Erfüllung von Wünschen, zufällige Ideenverbindungen, vage Analogien, vor allem aber affektive Bedürfnisse" die Stelle „strengen realistisch-logischen Denkens" ersetzen. — Wird ein geistig defektes Kind dem Psychiater vorgeführt, so erweckt häufig die Familiengeschichte des kleinen Patienten in erster Linie sein Interesse. Wie oft tritt heißes Bemühen, irgendwelche belastenden Momente in der Aszendenz zu ergründen, vor eine genaue Erforschung der Lebensschicksale des Kranken selbst und erscheint manchmal wichtiger als das Fahnden auf etwaige, meist nicht zu missende körperliche Symptome. Daß eine solche Art des Vorgehens schwerwiegende praktische Folgen zu zeitigen imstande ist — z. B. bezüglich des Rates zur Zeugung weiterer Nachkommenschaft —, weiß jeder Arzt aus eigenster Erfahrung.

Von pädiatrischer Seite ist dem Studium des kindlichen Schwachsinns bis jetzt leider nicht das genügende Interesse entgegengebracht worden, obwohl gerade der Kinderarzt in dieser Frage weit kompetenter sein dürfte als der Psychiater. Die Angaben zu diesem Thema in den gebräuchlichen Lehr- und Handbüchern der Kinderheilkunde beschränken sich deshalb auch meist nur auf eine unveränderte Wiedergabe dessen, was zur Zeit psychiatrische Meinung ist.

So schreibt z. B. Ibrahim in der letzten Auflage des Feer: „Unter den Ursachen des angeborenen Schwachsinns stehen der Alkoholismus der Eltern, die Syphilis und Schädigungen, die das Kind in seiner Embryonalentwicklung treffen, Schwangerschaftsmisere u. dgl. an erster Stelle." — Wie überwertig so das Mysterium „erbliche Belastung" für den Neurologen werden kann, soll folgendes aus der viel zitierten Arbeit Koenigs über die zerebrale Kinderlähmung, auf deren engen Zusammenhang mit dem Schwachsinn später ausführlich eingegangen werden soll, beleuchten: Er fand nämlich unter 70 Patienten 18 mal schwere Geburt als ursächlich in Frage kommend, doch konnte diese schließlich (warum ?) nur bei 8 als ätiologisches Moment gelten und auch von diesen glaubt er noch 6 weitere ausscheiden zu können (1 mal Vater Potator, 1 mal Mutter nervenleidend, 2 mal Alteration während der Gravidität, 1 mal Eltern blutsverwandt, 1 mal psychisches Trauma der schwangeren Mutter). Bleiben also schließlich und endlich ganze 2 von ursprünglich 18.

Auf eine Definition der Idiotie kann hier wohl verzichtet werden. Eine Trennung der angeborenen, pränatalen und natalen, von den früh erworbenen Defektzuständen vorzunehmen, ist wenig glücklich, denn einerseits zeigen im klinischen Bilde die in den ersten Lebensjahren akquirierten mit den angeborenen eine weit größere Ähnlichkeit als mit den im späteren Leben auftretenden, andererseits aber ergeben sich auch rein praktisch mancherlei Schwierigkeiten.

Was Ibrahim bezüglich der zerebralen Diplegien des Kindesalters ausführt, gilt in gleichem Maße auch für die psychischen Störungen: „Wir dürfen nicht vergessen, daß die Geburtsschädigungen ihre Folgen überhaupt erst extrauterin erkennen lassen, so daß sich die dadurch bedingten Krankheitserscheinungen in der Regel erst allmählich einstellen, daß aber auch in utero sich abspielende Vorgänge bei der Geburt noch nicht ihren Abschluß gefunden zu haben brauchen, da sie vielleicht erst nach Monaten unseren diagnostischen Hilfsmitteln erkennbar werden“ [1]). Zu diesem Punkte möchte ich nur auf die zerebralen Prozesse kongenital-luetischer Natur hinweisen, bei denen häufig nur der Infekt angeboren ist, während die spezifische Erkrankung im Bereiche des Schädels erst einen postnatalen Erwerb darstellen kann. — Besonders erschwerend ins Gewicht fällt bei der Nachfrage nach den ersten Zeichen einer anormalen geistigen Entwicklung die Unzuverlässigkeit der elterlichen Angaben, wozu meist noch eine Diskontinuität in der ärztlichen Beobachtung kommt. — Eine Festsetzung der oberen Grenze des Begriffes „früherworben“ ist selbstverständlich stets eine rein willkürliche; ich nehme hier als solche das 3.—4. Lebensjahr an, die Zeit, in der die erste Etappe in der Sprachentwicklung erreicht ist.

Das **Material,** auf das sich meine Untersuchungen aufbauen, besteht aus 70 Kindern [2]) und stammt aus den ersten 11 Jahren des Bestehens des Kaiserin Auguste Victoria Hauses. Es ist anamnestisch, klinisch und katamnestisch aufs genaueste verfolgt, so daß dadurch die an sich kleine Zahl bedeutend an Wert gewinnt. Dazu kommt, daß durch eine Entbindungs- und Frühgeborenenabteilung, sowie die dem Hause angegliederte Fürsorgestelle und die Poliklinik sich vielfach eine von Geburt an fortlaufende Beobachtung ermöglichen ließ, andererseits daß durch die angeschlossene Station für Klassenpatienten, die ein besonders großes Kontingent an geistig schwer geschädigten Kindern stellte, alle sozialen Schichten einer Großstadtbevölkerung vertreten waren, Vorteile, die kaum eine zweite Anstalt aufzuweisen vermag.

Was die Auswahl anlangt, so sind nur die Formen schweren und schwersten geistigen Verfalls in Betracht gezogen worden: Idioten und sicher Imbezille, also die fast oder völlig Bildungsunfähigen. Ausgeschaltet wurden jene schwierigen Grenzfälle, bei denen es sich zur Zeit noch nicht mit Bestimmtheit sagen läßt, ob es sich nur um eine Verzögerung der Intelligenzentwicklung handelt. Der Grund zu dieser Festlegung liegt abgesehen von der großen Schwierigkeit in der Beurteilung der leichteren Defekte in erster Linie in dem Umstand, daß meiner Ansicht nach in ätiologischer Hinsicht bei den schweren die Verhältnisse wesentlich anders, jedenfalls einfacher liegen als bei den übrigen, insofern nämlich, als bei jenen weit weniger allgemeine, „nicht spezifische dystrophische Entwicklungsstörungen“ eine Rolle spielen als bei diesen. Von den nach zu kurzer Beobachtungsdauer oder in frühestem Alter gestorbenen Kindern wurden nur die mit herangezogen, bei denen die quoad Intelligenz ungünstig gestellte Prognose eine wohl absolut sichere (z. B. Mongolismus, fam. amaur. Idiotie) oder anatomisch erhärtete war. Daß alle in Betracht kommenden Fälle ohne Ausnahme und ohne Auswahl verwandt wurden, braucht wohl nicht besonders betont werden.

Auf die Häufigkeit dieser schweren Defektzustände überhaupt in den Belegziffern unseres Hauses, sowie auf einen Vergleich mit den Statistiken anderer Anstalten einzugehen, möchte ich unterlassen, dazu ist das jeweilige Material zu ungleich und die Gesichtspunkte,

---

[1]) Es ist mithin nicht konsequent, wenn die fam. amaurotische Idiotie unter „erworbene Defektpsychosen“ eingereiht wird, wie es von verschiedenen Seiten noch immer geschieht.

[2]) Die Numerierung der Fälle geht bis 66; 4 weitere Patienten, die erst während der Bearbeitung zur Beobachtung kamen, sind mit A—D bezeichnet.

nach denen diese aufgestellt sind, zu verschieden, als daß daraus halbwegs gut vergleichbare Resultate zu erwarten wären. Auch wird die Benutzung dieser Angaben, wie auch der Literatur ungemein dadurch erschwert, daß in den meisten Arbeiten die einzelnen Grade des kindlichen Schwachsinns nicht gesondert aufgeführt werden.

Der **Ursachen,** die zu angeborenen oder früh erworbenen Defekten führen sollen, sind gar viele angegeben, einer Kritik jedoch halten meines Erachtens nur wenige stand. Hoche, dessen sonstigen Ausführungen, vor allem bezüglich der Erblichkeit man nur voll und ganz zustimmen kann, geht aber wohl doch zu weit mit einer Behauptung wie dieser: „Wenn wir ehrlich sind, müssen wir sagen: Wir kennen auf dem Gebiete der Geisteskrankheiten Voraussetzungen, Bedingungen, mitwirkende Umstände, auslösende Momente, aber fast gar keine reinen Ursachen der geistigen Erkrankungen." — Ich muß verzichten auf all die vermeintlichen Faktoren hier einzugehen und beschränke mich im folgenden nur auf die Besprechung einiger weniger. Nicht nachdrücklich genug aber muß betont werden, daß es unstatthaft und irreführend sei, aus dem zufälligen Zusammentreffen verschiedener Tatsachen oder aus solchen, die allein im Milieu oder dem Landstrich begründet sind, aus denen sich die Insassen einer Anstalt rekrutieren, weitgehende Schlußfolgerungen zu ziehen. Häufig auch, ich erinnere z. B. nur an die Krampferscheinungen in der Vorgeschichte Imbeziller, werden Anlaß und Folge, ursächliche und auslösende Momente verwechselt oder eine ätiologische Bedeutung Symptomen beigelegt, die einzig und allein nur als Begleiterscheinungen des Grundleidens aufzufassen sind. Endlich sei davor gewarnt den Angaben der Eltern, die aus einem begreiflichen Kausalitätsbedürfnis leicht dazu neigen Nebensächliches aufzubauschen oder aus Schamgefühl (z. B. bei Lues) oder Schuldbewußtsein (z. B. infolge Trauma des Kindes durch Fallenlassen usw.) Wichtiges verschweigen, allzu großes Vertrauen zu schenken. Auch an die Möglichkeit einer Suggestion der Angehörigen durch den Arzt infolge besonders eingehenden Befragens nach einer bestimmten Richtung hin muß hier gedacht werden.

In diesem Zusammenhang ist zu erwähnen, daß die oft zitierte Arbeit Pipers, eines Erziehungsinspektors, mit ihren eigentümlich anmutenden klinischen Angaben vom ärztlichen Standpunkte aus als wertlos erscheint. Dagegen möchte ich auf die neuere Arbeit Schotts (a) besonders aufmerksam machen, in der neben reicher Literatur über 1100 kindliche Fälle verarbeitet sind. Ich halte sie deshalb für wichtig, weil sie reinsten Niederschlag dessen darstellt, was heute herrschende Lehre ist. Der Gegensatz in der Meinung Schotts und der von mir ist so groß und beachtenswert genug, daß ich die ungekürzte Besprechung dieser Ausführungen durch Henneberg (Zeitschr. f. d. ges. Neurol. u. Psych. Ref. 20) bringen will, wobei ich vor allem auf die aus der Arbeit gezogenen Schlüsse in prophylaktischer und therapeutischer Hinsicht verweise. Meine Erfahrungen dagegen deuten nach anderer Richtung. Wer Recht behalten soll, muß die Zukunft lehren; vielleicht auch liegt die Wahrheit, wie so oft, in der Mitte. Henneberg referiert:

„Gehirnerkrankungen bilden die Hauptursache des jug. Schwachsinns. Schon jetzt kann dieser in $^1/_2$ der Fälle auf organ. Gehirnveränderungen zurückgeführt werden. Auf Erblichkeit und Trunksucht als alleinige Ursachen ist $^1/_6$ der Fälle zu setzen. In $^1/_7$ der Fälle ließ sich eine Ursache nicht ermitteln. Die Bekämpfung des jug. Schwachs. ist mit dem Problem der Rassenhygiene und der soz. Fürsorge aufs engste verknüpft. In den Fällen mit erbl. Belastung liegt in mehr als $^2/_3$ der Fälle Schwachs. bei den Vorfahren vor. In anderen Fällen disponiert die e. B. wie auch die Trunksucht das Gehirn der Nachkommen zu Erkrankungen. Blutsverwandtschaft und unehel. Geburt kommen als solche nicht nennenswert in Betracht. Das Wesentliche liegt in den Begleitumständen wie e. B., Trunksucht, Nikotin, Infektion. Kopfverletzungen sind nur dann von Belang, wenn eine wirkliche erhebliche Schädigung des Gehirns bedingt wurde. Das gleiche gilt von den Geburtsschädigungen. Die Gichter, welche in ca. 8 $^0/_0$ als alleinige Ursache aufgeführt sind, müssen den Hirnleiden zugerechnet werden. Die Bekämpfung der Infektionskrankheiten und der Rachitis wird wesentlich den jug. Schwachs. einschränken. Die seelischen Schädigungen der Mutter sind Gegenstand der soz. Fürsorge. Der Kampf gegen den Schwachs. muß von den verschiedensten Seiten aufgenommen werden."

Der erste Platz in der Genese des kindlichen Schwachsinns wird übereinstimmend der **erblichen Belastung, besonders der neuro-psychopathischen** eingeräumt. Sollte es selbst möglich sein all jenes festzulegen, das überhaupt Aussicht hat vererbt zu werden, so verlöre eine solche Aufstellung schon allein dadurch völlig an Wert, daß es wohl keine Familie geben dürfte, in der, eingerechnet ihrer Seitenlinien, nicht das eine oder andere Mitglied als Träger eines in dieser Beziehung minderwertigen Erbfaktors in Betracht käme. Für die **leichteren** Fälle angeborenen Schwachsinns, jene, die schon mehr in das Gebiet der funktionellen Psychosen oder der neuropsychopathischen Konstitution hinüberspielen, mag ein derartiger Einfluß eher zugegeben werden, für die **schweren** Formen jedoch kommt er meines Erachtens nur für wenige, ganz bestimmte Bilder in Betracht. Die familiäre amaurotische Idiotie und die tuberöse Sklerose gehören vor allem hierher, vielleicht auch noch der Schwachsinn bei primärer Pyrgo- und Mikrozephalie, sowie der Mongolismus. Für ausgeschlossen aber halte ich es, daß die üblichen Sündenböcke, wie z. B. „Nervosität“, „Hysterie“ usw. hier mit im Spiele sind. Wer erinnerte sich hier nicht der Mahnung Schloßmanns bezüglich der Konstitutionslehre: „Weniger Diathesen, mehr Diagnosen!“?

Eine weitere Ausnahme machen höchstens jene Fälle, bei denen eine gleichsinnige, womöglich kollaterale Belastung vorliegt; verwunderlich ist dies ja keineswegs. Alle anderen diesbezüglichen Angaben aber müssen als anamnestische Lückenbüßer oder Bequemlichkeitsdiagnosen abgelehnt werden. Mein Material wenigstens berechtigt mich voll und ganz zu dieser Behauptung, da durchwegs offenkundigere und näherliegende Ursachen auffindbar waren.

Von den zahlreichen Autoren auf diesem Gebiete führe ich nur Heubner und Weygandt (a) an, von denen ersterer in 20,7 % eine hereditäre nervöse Belastung fand, letzterer aber, mit Einschluß aller übrigen Formen, sogar auf 70 % kam (berechnet auf Imbezille aller Grade). Fast ebenso hohe Zahlen wie Heubner erhielt Ziehen (a). Er muß aber zugeben, „daß gerade auffällig viele Idioten überhaupt nicht neuropathisch belastet sind, daß mit anderen Worten für die schweren Fälle andere ätiologische Momente, so namentlich toxische Belastung (? Verf.) und organische Hirnerkrankungen des frühen Kindesalters eine relativ erhebliche Rolle spielen. Umgekehrt ist der Prozentsatz schwerer erblicher Belastung bei den leichteren Formen, z. B. der Debilität mit vorzugsweise ethischem Defekt unverhältnismäßig hoch“. Ebenso glaubt auch Schlöß, daß Geistes- oder Nervenkrankheiten in der Aszendenz „höchst selten als **einzige und alleinige Ursache** angeborener geistiger Defektzustände“ anzusprechen sind. „In den wenigen Fällen, in welchen eine solche Belastung als alleinige Ursache angenommen werden dürfte, fand sich beim Vater oder bei der Mutter gleichfalls ein angeborener oder in früher Jugend erworbener Intelligenzdefekt vor.“ Endlich ist noch Schott (a) zu nennen, der von 184 Fällen, bei denen erbliche Belastung als alleiniger Faktor angeführt war, in 62 % derselben Schwachsinn, in 19,6 % Geisteskrankheit bei den Erzeugern nachweisen konnte („wobei der weibliche Erbträger unverkennbar vorherrschte“).

Bei den Kindern meiner Beobachtungsreihe wurde trotz sorgfältig darauf gerichteter Anamnese nur 7 mal (10 %) in der Aszendenz psychische bzw. nervöse Erkrankungen festgestellt. Mit Sicherheit wären diese Fälle von anderer Seite als vollgültiger Beweis des Wirkens einer hereditären Noxe angesehen worden. Bei Kind 44 litten zwei entfernte Mitglieder der väterlichen Linie anscheinend an Paranoia; bei 43 soll eine Schwester des Vaters in späteren Jahren „mannstoll“ geworden sein. Beide Kinder boten das Bild der von mir als „epileptoiden Idiotie“ (siehe darüber später) bezeichneten Krankheitsform. Bei der immerhin recht entfernten Belastung, noch mehr aber in Analogie mit weiteren von anderen und mir beobachteten ähnlichen Fällen halte ich diese Ätiologie hier für wenig wahrscheinlich. — Klar lagen die Verhältnisse bei den übrigen fünf. Die Mutter des Kindes 54 war einige Jahre „schwermütig“ gewesen. Dieses selbst war nach **langdauernder**

Geburt wegen Beckenenge endlich durch Kaiserschnitt geboren worden. Die Sektion des mit 20 Monaten verstorbenen Patienten ergab eine alte schwere Pachymeningitis haem. int. und ausgedehnte Blutungen in die Ventrikel mit weitgehender Zerstörung der Gehirnsubstanz. Eine angebliche Hysterika war die Mutter von Fall 10, einem fam. amaur. Idioten. Die Mutter des Vaters von Kind 16 war Epileptikerin, dieses selbst ein mongoloider Idiot und Frühgeburt vom Ende des 7. Monats mit 1660 g Geburtsgewicht. Kind 56, ein mit ca. 1750 g 3 Wochen zu früh geborener Zwilling, Idiot mit Mikrozephalus und schwerem Little, hatte eine Tante väterlicherseits, die zweimal wegen schweren Nervenleidens in eine Anstalt hatte gebracht werden müssen. Die Eltern sind beide sehr nervös, die Mutter „hysterisch". Bei Kind 3 endlich handelte es sich um einen angeborenen Hydrozephalus, das außerdem eine doppelseitige Hüftgelenksluxation, sowie mit 2 Monaten noch eine auffallend starke allgemeine Behaarung zeigte. Der Fall ist mithin wohl als eine echte Mißbildung aufzufassen. In seiner Aszendenz fand sich eine Cousine der Mutter, die seit langem gelähmt heute noch an Krämpfen leidet.

Auf alle hier sich aufdrängenden Fragen näher einzugehen ist mir unmöglich, das Wenige möge genügen. Strohmeyer ist nach meiner Auffassung unbedingt zuzustimmen, wenn er sagt: „Es wird sich unter allen Umständen empfehlen, sich nicht mit der vagen Feststellung psychopathischer Konstitution zu begnügen, sondern nach anderen ätiologischen Faktoren zu suchen, die sicher größeren Anteil an dem Zustandekommen des angeborenen Schwachsinns haben, als die Erblichkeit."

Abzulehnen ist ferner nach neueren Forschungen — ich nenne von Pädiatern nur Feer — ein Einfluß der elterlichen Blutsverwandtschaft, wenn auch nicht geleugnet werden kann, daß diese Angabe in der Anamnese Imbeziller häufiger wiederkehrt als in der geistig normaler Individuen. Die Statistik Mayets z. B. ergab unter 16 416 Schwachsinnigen aller Grade und Altersstufen $1{,}44\%$ als von blutsverwandten Eltern stammend, während die Häufigkeit der Verwandtenehen überhaupt nur $0{,}647\%$ betrug. Wieweit in dieser und ähnlichen Aufstellungen ein besonders genaues Nachforschen nach derartigen Verdachtsmomenten, die Miteinbeziehung von Psychosen und Nervenerkrankungen und endlich eine gleichsinnige, hier also kollaterale Belastung mit in Rechnung zu stellen sind, entzieht sich meiner Kenntnis, ich möchte sie aber nicht vernachlässigt wissen. Ich glaube deshalb trotz der hinreichend großen Zahl Mayets und der gleichlautenden Statistiken anderer Autoren und unter Berücksichtigung aller genannten Momente diesen Angaben wenig Überzeugungskraft zuerkennen zu können.

In meinem Krankenbestand fand sich 4 mal $(5{,}7\%)$ eine Blutsverwandtschaft der Eltern erwähnt und zwar handelte es sich bei Fall 11 und 19 um eine Ehe zwischen Geschwisterkindern, bei Fall 12 zwischen Onkel und Nichte, während bei 1 nur „Verwandtenehe" ohne genauere Angabe verzeichnet war. Nr. 9 litt an fam. amaur. Idiotie, deren Ätiologie uns noch ebenso unbekannt ist wie die Rolle der hier immerhin auffallend häufigen Abstammung von blutsverwandten Eltern. Kind 11 bot das typische Bild der Myatonia cong. Oppenheim, 12 das eines Zusammentreffens dieses Leidens mit Werdnig-Hoffmann. Über diese bisher noch nicht beschriebene Kombination mit Idiotie soll unten ausführlicher gesprochen werden. Was die Rolle der elterlichen Blutsverwandschaft hierbei anlangt, so scheint darüber nichts bekannt zu sein, jedenfalls hält man bis jetzt die Myatonie nicht für eine hereditär-familiäre Erkrankung. Fall 1 endlich war mit 1750 g $1^1/_2$—2 Monate zu früh geboren, hatte Lückenschädel, Hydrozephalus, Spina bifida occulta, relative Ptose und keulenförmige Verdickungen sämtlicher Zehen. Es fällt mithin zweifelsohne in die Kategorie der echten Mißbildungen.

Von verschiedenen Seiten wird ferner in einem das Mittelmaß übersteigenden Alter der Eltern, sowie in einer großen Anzahl vorausgegangener

Schwangerschaften ein belastendes Moment gesehen. Beim Mongolismus sind beides bekannte Tatsachen, doch davon später.

Das Durchschnittsalter der Eltern meiner Patienten — von 2 Paaren konnten keine Angaben erhalten werden — betrug bei der Zeugung des betreffenden Kindes 35,4 bzw. 29 Jahre, Zahlen, die sicherlich keine abnorm hohen sind. Dabei waren unter 20 Jahren nur 2 Frauen, über 40 Jahre 5 Frauen, die älteste 45. Von den Männern hatten 11 das 45. überschritten, der älteste zählte 53. — Ebensowenig konnten Anhaltspunkte für eine Erschöpfung der Erzeuger infolge zahlreicher vorhergegangener Geburten gefunden werden, wenn ich die mongoloide Idiotie ausnehme. Die 70 Kinder verteilten sich nämlich auf 26 Erst-, 20 Zweit-, 11 Dritt-, 6 Viert-, 1 Sechst-, 1 Siebt-, 2 Acht-, 2 Neunt- und 1 Fünfzehntgeburt, einschließlich der Aborte. (Eine Sechst-, eine Siebt-, zwei Neunt- und eine Fünfzehntgeburt waren Mongolen.)

Bleibt weiterhin die Erst- und die uneheliche Geburt. Es kann nicht geleugnet werden, daß unter den Schwachsinnigen eine überraschend große Zahl von erstgeborenen Kindern sich findet; bei mir waren es, ausschließlich der Aborte, 26, das sind 37%. Neben dem selbstverständlich höheren Anteil der Erstgeborenen überhaupt und der größeren Häufigkeit der Frühgeborenen unter diesen ist sicherlich die ceteris paribus schwerere Erstgeburt, wie Langdon Down schon vor langem nachgewiesen hat, nicht ohne Einfluß. — In der unehelichen Geburt jedoch ein die Gehirnentwicklung schädigendes Moment zu sehen, ist mir schlechterdings unmöglich, da ich „Begleitumstände, welche sowohl in der Persönlichkeit der Erzeuger als auch in der Umgebung von Mutter und Kind liegen" (Schott[a]) für ebenso bedeutungslos für die Ausbildung der Intelligenz halte wie „Fruchtabtreibungsversuche, traumatische Schädigung der Frucht durch Schnüren des schwangeren Leibes, um diesen Zustand zu verheimlichen (ebenso Strohmeyer), schwere Erwerbsarbeit, ungenügende Ernährung und sonstige Not, Niederkunft ohne ärztlichen Beistand und ohne hinreichende Hilfe, Ersatz der Brustnahrung des Säuglings durch schlechteste Surrogate, Verwahrlosung, Säuglingskrankheiten aller Art" (Heller), und endlich Kummer, Sorgen und ähnliche psychische Traumen. Ein Nonsens aber und ein Beispiel, wie kritiklos solche Ausführungen weitergegeben werden, ist es, wenn Schott fortfährt: „Es ist ja auch ohne weiteres wahrscheinlich, wie Heimann sagt, daß die Verwahrlosung, in welcher die unehelichen Kinder aufwachsen, wie auch die Lebensverhältnisse vieler unehelichen Mütter in der Schwangerschaft, hierfür einen günstigen Boden abgibt. Infolge ungünstiger Verhältnisse des Elternhauses (Armut, getrennte Ehe, uneheliche Geburt) kann nach Arno Fuchs Unterernährung des Gehirns eintreten." (Letzteres ebenfalls ein beliebtes und oft wiederkehrendes Schlagwort.) Außerdem heißt es doch den Begriff bis zur Unkenntlichkeit verwässern oder vielmehr ihn völlig falsch gebrauchen, wenn man den Geisteszustand eines Menschen, der durch „Verwahrlosung" entstehen kann, als Schwachsinn bezeichnet. — Warum die Unehelichen in den Statistiken mancherorts so überwiegen, hängt meines Erachtens einzig und allein damit zusammen, daß diese insgesamt aus Heil- und Pflege-Anstalten stammen, in welchen — aus naheliegenden Gründen — der Prozentsatz illegitimer Kinder ein weit höherer ist, als es der Wirklichkeit entspricht.

Ebensowenig können Krankheiten der Geschwister, Phthise und Skrofulose, Geistes- und Nervenstörungen, sowie Polyletalität bei denselben [Koenig] ohne weiteres als Beweis einer tatsächlich bestehenden Belastung oder als solche selbst herangezogen werden, da Tuberkulose und Imbezillität, wie gleich ausgeführt werden soll, nichts miteinander zu tun haben und psychische und nervöse Erkrankungen von Kindern derselben Familie ganz verschiedenen Quellen exogener Natur entstammen können.

Ich verweise hier nur auf Ylppö, der unter Beibringung einer sehr lehrreichen Beobachtung[1]) familiäre Idiotie oder Little keineswegs immer als Zeichen einer angeborenen Minderwertigkeit auf degenerativer Basis anspricht, sondern sie mit den bei Frühgeburten häufig auftretenden Gehirn- und Rückenmarksblutungen in Zusammenhang bringt. — Nach Kraepelin erkranken verhältnismäßig häufig Zwillinge gleichartig, was neben einer krankhaften Veranlagung besonders auf eine Keimschädigung zurückzuführen sei. Eingehend mit dieser Frage beschäftigt hat sich Weicksel. Wenn auch dieser Autor der erblichen Belastung eine recht hohe Bedeutung beimißt, so gibt er doch zu, daß „Mehrgeburten noch aus einem anderen Grunde eine erhöhte Disposition zu Schwachsinn eigen ist gegenüber Einzelgeburten", da jene fast stets einen schwereren Verlauf zeigen. „Alle Gefahren einer Geburt, Zusammendrücken des Schädels infolge der Enge im mütterlichen Becken, Kopfverletzungen bei Zangengeburten, und vor allem die lange Dauer der Geburt, durch die die Blutzirkulation des kindlichen Kopfes und damit des Gehirns längere Zeit gestört wird, drohen Zwillingen in viel höherem Maße." Fügt man dazu noch den hier besonders häufig beobachteten Partus praematurus bzw. eine in Untergewichtigkeit sich zeigende Unreife trotz neunmonatiger Dauer der Schwangerschaft, so sind damit alle in Betracht kommenden Punkte genannt und das gehäufte Auftreten psychischer Anomalien bei Mehrlingen völlig ausreichend erklärt. Für diese Annahme spricht weiter auch, daß tatsächlich nur selten beide Früchte geistig geschädigt sind, was doch sonst, besonders bei eineiigen zu erwarten stünde.

Ganz ähnlich wie bei der neuropathischen Belastung liegen die Verhältnisse bei der toxischen, durch Alkohol in erster Linie bedingten. Auch hier wieder dieselben Schwierigkeiten schon in der Abgrenzung des Begriffes. Die Beantwortung der Fragen: Was ist Alkoholismus, bei welchem Quantum beginnt er, ist, was den Untersucher wie den Befragten anlangt, immer so stark subjektiv gefärbt, daß auch hier eine Grenzfeststellung sich nie exakt ermöglichen läßt.

Außerdem sind die Alkoholfeinde uns bis heute den Gegenbeweis schuldig geblieben, daß unter den Nachkommen von Abstinenten Defektzustände seltener seien als unter den von Potatoren; man müßte höchstens Demmes Angaben ernst nehmen, der in Trinker-Familien nur 17,5% „geistig normale" Kinder gefunden haben will gegen 81,9% in nüchternen. Diese Zahlen reden keine sehr überzeugende Sprache, im Gegenteil sie lassen den Maßstab, den dieser Autor bei seinen Untersuchungen angelegt haben muß, sehr sonderbar erscheinen, denn ein Prozentsatz von 18,1 geistig nicht normaler Kinder in den abstinenten Familien mutet zum mindesten recht überraschend an und wirft kein besonders gutes Licht auf die rassehygienische Hochwertigkeit derselben. — Würden die von den einzelnen Autoren gebrachten Daten nur halbwegs der Wirklichkeit entsprechen, so müßte eine ganz gewaltig größere Anzahl von Schwachsinnigen die Welt bevölkern als dies tatsächlich der Fall ist.

Auch die Anamnesen der von mir untersuchten Kinder ergaben keinerlei Anhaltspunkte für ein besonderes Hervortreten der alkoholischen Noxe; sie ist vielmehr, soweit man den Angaben Glauben schenken darf, für Berliner Verhältnisse überraschend niedrig. — Wie weit die Statistiken hier voneinander abweichen, möge nur die folgende kleine Auswahl beleuchten: Bullard zählte 6,8 % unter 176 Imbezillen und Idioten, Piper 7%, Heubner 15% unter 87 und endlich Weygandt (a), der sogar „mehr als die Hälfte aller Fälle kindlichen Schwachsinns" auf Alkoholismus der Eltern zurückgeführt. Kind hingegen kommt nur auf 3,68%, Schott (a) auf 2,9%, während Schlesinger in keinem seiner Fälle diese Voraussetzung als einzige zur Debilitas führende feststellen konnte.

---

[1]) 36 jähr. gesunde Frau; 12 Schwangerschaften, die insgesamt im 6.—7. Monat infolge Gestationsikterus endeten. Die Früchte wogen 12—1700 g. 6 Kinder starben, eines ist körperlich und geistig leidlich gut entwickelt, die übrigen sind teils Idioten, teils Imbezille mit mehr weniger ausgesprochenen spastischen Erscheinungen.

Wenn ich von weiteren Arten toxischer Belastung, wie z. B. der chronischen Bleivergiftung oder dem Morphinismus ob ihrer großen Seltenheit absehe, so bleibt als dritte und letzte noch die infektiöse, praktisch die syphilitische und tuberkulöse übrig. Über die Lues im speziellen Teil; was die Tuberkulose als keimschädigende und so in der Deszendenz zu Idiotie führende Erkrankung anlangt, so wird sie von mancher Seite recht hoch eingeschätzt, meiner Ansicht nach ebenfalls völlig zu Unrecht.

In meinen Aufzeichnungen findet sich trotz jedesmaligen ausdrücklichen Befragens Tuberkulose nur 2 mal und zwar bei der Mutter eines f. a. Idioten (9), sowie bei Kind 50, dessen Vater „vor 5 Jahren eine leichte Lungenaffektion" hatte. Nach Schott (b) kommt „unter den Ursachen des angeborenen bzw. in früher Kindheit erworbenen Schwachsinns der tuberkulösen Belastung anscheinend eine geringe Bedeutung zu", welche für seine Erhebungen 2,6% ausmachte. Weygandt (a) und Schlöß halten ebenfalls diese Ätiologie für „selten", während Kogan in nicht weniger als 11 Fällen unter 57, also in 19% die Gehirnerkrankung auf Tuberkulose in der Aszendenz zurückführt. Freilich ist für ihn „Lungenleiden" bei der Großmutter genetisch eine hinreichende Erklärung für den bei einem Enkel beobachteten Schwachsinn. Als Kuriosum endlich zitiere ich noch Kerlin, der sogar 56% errechnet.

Nach der erblichen Belastung verschiedenster Art und Herkunft kommen an zweiter Stelle die Ernährungsstörungen im weitesten Sinne, allem voran die Rachitis. Die Angaben über die große ätiologische Bedeutung dieser Erkrankung kehrt in allen Lehrbüchern und Abhandlungen, die Neurologen und Psychiater von Fach zu Verfassern haben, mit einer Zähigkeit wieder, die den Kinderarzt wundernehmen muß. So findet man nach Strohmayer „ihre Spuren bei enorm vielen schwachsinnigen Kindern (bis zu 75%)". Bei der ungemeinen Häufigkeit dieses Leidens, besonders in den Großstädten, steht aber ein zufälliges Zusammentreffen der Rachitis mit Schwachsinn nach den Gesetzen der Wahrscheinlichkeit schon von vornherein in hohem Maße zu erwarten, ganz abgesehen davon, daß ebenso wie oben bei den hereditären Belastungen und dem Alkoholismus die Feststellung des „schon" oder „noch nicht" unmöglich ist.

Den Einwand Ziehens (a), der das Argument der Pädiater „wir sehen so viele rachitische Kinder, die nicht schwachsinnig sind" als ganz unzutreffend bezeichnet und mit dem Auftreten von spezifischen Gehirnaffektionen bei Syphilitikern in Parallele setzt, kann ich nicht für berechtigt halten, denn ohne Lues keine Paralyse, wohl aber Imbezillität ohne englische Krankheit.

Daß die Rachitis auf die geistige Entwicklung von Einfluß sein kann, soll nicht bestritten werden, jedoch ist sie es nur im Sinne einer Verzögerung, einer Bremsung, nie aber einer dauernden Hemmung[1]). Verschiedene Umstände wirken hier zusammen, welche diese falschen Anschauungen haben aufkommen lassen. So beobachten wir häufig schon beim Neugeborenen als Zeichen von Traumen des Gehirns infolge der Geburt, vor allem von Blutungen, Saugungeschick, das zum Verzicht auf natürliche Ernährung zwingen und so direkt Rachitis begünstigend wirken kann. Dasselbe gilt von den meist rasch vorübergehenden Schlucklähmungen. Das Wenigbekanntsein dieser ungemein häufigen sub partu erworbenen Hämorrhagien überhaupt, besonders aber bei Frühgeborenen, die zu Littlescher Krankheit, Schwachsinn oder beiden gemeinsam führen können, sowie die besonders große Neigung gerade der

---

[1]) Vergleiche auch: Karger, Zur Kenntnis der zerebralen Rachitis.

Unreifen zu frühzeitig auftretenden und stärksten Graden von Rachitis haben wohl weiterhin zur Annahme einer ätiologischen Rolle derselben beigetragen. — Ich muß es unterlassen ausführlicher auf die Beziehungen zwischen Intelligenzentwicklung und englischer Krankheit einzugehen, für den Pädiater wenigstens wäre dies überflüssig. Man ersieht aber, wie leicht mangelnde Kenntnis der Pathologie des Säuglings- und Kindesalters sowie kritiklos zusammengestellte Statistiken zu falschen Schlüssen führen können, ja müssen.

Wenn tatsächlich ein gewisser Prozentsatz schwerer Rachitiker gegen ihre gesunden Altersgenossen psychisch oft nicht unbedeutend zurückbleibt, so hat diese Rückständigkeit mit Schwachsinn nichts gemein, es handelt sich vielmehr nur um eine zeitliche Verlangsamung mit absolut günstiger Prognose. Der Grund hierfür ist naheliegend. Diese Kinder entfalten sich geistig langsamer, weil sie als kranke „mit sich selbst zu tun haben", weil sie nicht stehen und laufen und so ihren Gesichtskreis erweitern können. Sie holen das Versäumte — richtiges Milieu vorausgesetzt — schnellstens und restlos nach, wenn erst das Grundleiden behoben ist.

„Daß die Störung der Gehirnentwicklung und die Störung der Schädelentwicklung bei der Rachitis koordinierte Erscheinungen sind, daß also die rachitische Stoffwechselstörung auch die Gehirnentwicklung beeinflußt", scheint mir nicht so wahrscheinlich zu sein wie Ziehen, da wir doch schwerste Schädelverunstaltungen bei Rachitikern ohne Idiotie und bei Idioten ohne Rachitis ebenso häufig sehen, wie die schönsten Kopfformen bei Idiotie plus Rachitis. Auch daß Rachitis und Imbezillität „in enger Beziehung zueinander stehen", die „sich zuweilen aus derselben Ursache, gleicher toxischer Infektion entwickeln" [Bourneville und Lemaire] sind Behauptungen, die durch keinerlei klinische oder pathologische Erfahrungen gestützt sind[1]). Von meinen Patienten, die zwar zum guten Teil aus besser situierten Familien stammten, boten nicht wenige mehr minder starke Symptome englischer Krankheit. Da sich bei keinem auch nur der Verdacht eines Konnexes mit dem psychischen Defekt nachweisen ließ, verzichte ich auf eine genaue Auszählung. — Bezüglich der einschlägigen Literatur, die sich fast durchweg in den üblichen Bahnen bewegt, verweise ich auf Schott (a). Aus dem anderen Lager erwähne ich nur Scholz, nach ihm „macht Rachitis allein kein Kind imbezill oder idiotisch und verzögert höchstens, wie es jede andere chronische Krankheit auch tut, vorübergehend den Fortschritt der Entwicklung".

In zweiter Linie werden Magen- und Darmstörungen genannt, von denen z. B. Heyn glaubt, daß in ihnen ebenso häufig wie in den Gehirnhautentzündungen die Ursache geistiger Minderwertigkeit zu suchen sei. Auch Ziehen scheint ähnliche Ansichten zu vertreten.

Ohne mich auf dieses meines Erachtens für den Kinderarzt undiskutierbare Thema einzulassen, erinnere ich nur an das eben über die Rachitis Gesagte, sowie an die histologischen Studien Thiemichs, der zu folgendem Resultat kommt: „Das Ergebnis, zu dem meine mikroskopischen Untersuchungen im Zusammenhang mit den klinischen Beobachtungen geführt haben, läßt sich dahin zusammenfassen, daß bei kranken Säuglingen mit Hilfe der Marchimethode in mannigfachen Systemen mit Bevorzugung bestimmter Prädilektionsstellen ein pathologischer Markscheidenzerfall nachweisbar ist, daß aber eine Beziehung mit einer Störung, die man klinisch von seiten des Zentralnervensystems bei den Patienten hervortreten sieht, nicht besteht".

In diesem Zusammenhang ist die Frage kurz zu beleuchten, ob überhaupt chronische Krankheiten des frühkindlichen Alters imstande sind den normalen Fortgang der Hirnentwicklung zu bremsen oder sonstwie zu stören. Zum Teil

---

[1]) Auch das Kapitel „rachitischer Hydrozephalus" ist sehr revisionsbedürftig; ein großer Teil dieser Fälle ist wohl dem „Megazephalus" (siehe später) zuzurechnen.

ist dies sicherlich der Fall, doch lange nicht immer. Die Klinik der chronischen Ernährungsstörungen (im engeren Sinne) wenigstens zeigt, daß genug Säuglinge vom Ende des ersten Lebensjahres mit einem Körpergewicht von 6, ja 5 und 4 Kilo eine recht gute, manchmal sogar auffallend hohe Intelligenz besitzen, nicht selten freilich ist eine gewisse Rückständigkeit doch zu bemerken. Die Verfolgung des späteren Schicksals dieser Individuen aber lehrt, daß sie, einmal auf dem aufsteigenden Ast angelangt, das Versäumte in beschleunigtem Tempo nachholen.

Wichtig in dieser Beziehung ist die Feststellung einer relativen Unabhängigkeit des Gehirnwachstums von der des übrigen Körpers bei Frühgeborenen durch Ylppö. Trotz gewaltigen allgemeinen, Zurückbleibens gegenüber gleichaltrigen Ausgetragenen (von der Konzeption an gerechnet) konnte er bei vielen derselben ein Massenwachstum des Zentralorganes konstatieren, welches völlig dem der Altersgenossen entsprach. Dieses Mißverhältnis zwischen der Ausbildung des Gehirns und der des übrigen Körpers äußert sich klinisch in einem abnorm großen Schädel, den dieser Autor treffend als Megazephalus bezeichnet, da die Autopsie den Befund eines Hydrozephalus, an den man sonst denken müßte, nicht bestätigt. Ylppö kommt zu folgendem Ergebnis: „Das Gehirn der Frühgeburten scheint somit in seinem Wachstum eine von äußeren Umständen und extrauterinen Schädigungen vollständig unabhängige Selbständigkeit zu bewahren. Es wächst auch bei den kleinsten Frühgeburten so, wie es unter normalen Verhältnissen im Mutterleibe gewachsen wäre und entwickelt sich später im extrauterinen Leben nach vorgeschriebenen Naturgesetzen hemmungslos weiter". — Diese an Frühgeborenen gewonnene Erkenntnis auf alle mit schweren Störungen des Wachstums verbundenen chronischen Erkrankungen ganz allgemein anzuwenden, scheint mir nicht unberechtigt zu sein.

Ich kann dieses Kapitel nicht verlassen, ohne noch kurz der „fötalen Ernährungsstörungen" zu gedenken, die ebenfalls von verhängnisvollem Einfluß auf die spätere Ausbildung der Intelligenz sein sollen. Ziehen faßt unter dieser Bezeichnung „alle Ernährungsstörungen zusammen, welche insbesonders die Entwicklung des Fötus beeinträchtigen und daher die Hirnentwicklung im Sinne einer Imbezillität stören können". Und: „die allergrößte Bedeutung möchte ich" — schreibt Strohmayer — „den schädlichen Einflüssen nutritiver Art beimessen, die den kindlichen Organismus während seiner intrauterinen Entwicklung treffen." „Am deutlichsten zeigt sich die verhängnisvolle Wirkung der mütterlichen Produktionserschöpfung in den Familien des Proletariats." — Soweit unter den „fötalen Ernährungsstörungen" toxische und infektiöse Schädigungen (bei Erbsyphilis z. B.) verstanden werden und soweit es die Mongolen als „exhaustion productes" betrifft, ist gegen eine solche Anschauung wenig einzuwenden! Sonst aber kann ich aus folgenden Gründen dem allen nicht beipflichten: Fürs erste wissen wir, daß der Fötus rücksichtslos, selbst bei notleidender Mutter die ihm nötigen Stoffe aus ihrem Körper holt und fürs zweite ist es nicht zum mindesten erwiesen, daß das Proletariat ein größeres Kontingent Schwachsinniger stellt als die besser situierten Kreise. Ich möchte sogar das Gegenteil annehmen. Drittens verwechselt Strohmayer ebenfalls die Rückständigkeit in der körperlichen Entwicklung und der damit gekoppelten geistigen mit einem tatsächlich bestehenden Defekt. Was die von mir beobachteten Kinder schließlich noch anlangt, so kann von elterlicher Produktionserschöpfung nicht gut gesprochen werden, weil $^4/_5$ derselben Erst-, Zweit- oder Drittgeborene waren.

Akute und chronische Intoxikationen, vor allem wieder die durch Alkohol bedingten, sollen ebenfalls imstande sein Defektpsychosen zu erzeugen; doch spielt diese Genese in dem uns hier beschäftigenden Alter wohl kaum eine Rolle, selbst wenn die Zahl derartiger, wirklich einwandfreier Beobachtungen eine größere wäre.

Einen breiten Raum nehmen weiterhin die Erörterungen über den Einfluß von Erkrankungen, besonders aber psychischer Schädigungen der schwangeren Mutter auf die wachsende Frucht ein. Diesbezügliche unkontrollierbare und fast nur aus Laienkreisen stammende Angaben, aus einem begreiflichen Kausalitätsbedürfnis heraus geboren, „haben nur noch in der Geschichte der Medizin Interesse" [Vogt (a)]. Auch kann ich mich nicht entsinnen, davon gehört zu haben, daß die Zahl der kindlichen Imbezillen in und nach dem Kriege gestiegen sei, zu einer Zeit, in der fast keine werdende Mutter von psychischen Traumen verschont geblieben war[1]. — Auch ist noch zu erwähnen, daß bei anderweitigen schweren akuten Erkrankungen ein bereits bestehender psychischer Defekt sich erst klinisch manifestiert, bzw der jetzt aufmerksamer beobachtenden Umgebung auffällt. Vor einem leichtgläubigen Eingehen auf derartige Angaben muß deshalb gewarnt werden.

Hat sich schon im vorhergehenden deutlich gezeigt, wie wenig oft die Ansichten der Neurologen mit der Erfahrung des Kinderarztes übereinstimmen, wie wenig die Ergebnisse der Pädiatrie über dieses Spezialfach hinaus gedrungen sind, so empfindet man dies besonders lebhaft in der Frage der Kinderkrämpfe und ihrer Beziehungen zu den Erkrankungen des Gehirns und seiner Umhüllungen.

Die unglückliche Nomenklatur, die fast jeder Autor nach eigenem Gutdünken handhabt, trägt schon von vornherein zu der herrschenden Unklarheit bei. So schreibt z. B. Ziehen: „Während der einzelne epileptische[2] Anfall meist ohne nachweisbare Veranlassung, lediglich auf Grund der pathologischen Erregbarkeit der motorischen Zentren, der sog. spasmophilen Diathese, also im Sinn periodischer Entladungen auftritt, sind die einzelnen eklamptischen[2] Anfälle stets von bestimmten Reizen abhängig. Diese Reize können reflektorisch den eklamptischen Anfall auslösen, so z. B. Wurmreiz, Dentition, Obstipation, oder in der Blutbahn unmittelbar auf die motorischen Zentren wirken, wie z. B. Fiebertemperatur, diese oder jene Infektion usw." Liest man diese Ausführungen eines sonst für die Neurologie und Psychiatrie des Kindesalters so hoch verdienten Mannes oder findet man in dem bekannten Handbuche von Bruns, Cramer, Ziehen[3] Spasmophilie = Säuglingskrämpfe, so sind das nur Beispiele, die sich beliebig vermehren ließen. So ist es auch zu verstehen, warum aus der ungeheueren Masse von Arbeiten über diese Spezialfrage nur wenig Positives erwachsen konnte.

Da für gewöhnlich das klinische Bild des Krampfanfalles keinerlei Hinweise auf seine Genese gibt, da dieselben Ursachen die verschiedensten Formen hervorbringen und gleichen Formen verschiedene Ursachen zugrunde liegen können, so ist es unfruchtbar neue Begriffe zu prägen. — Damit komme ich zu einem wichtigen Punkt. Krämpfe sind — mit verschwindenden Ausnahmen

---

[1]) Während der Drucklegung dieser Arbeit erschienen jedoch zwei Mitteilungen, die ich hier anführen muß. Noeggerath nämlich berichtet aus Freiburg eine Zunahme nervöser Säuglinge zwar nicht bestätigen zu können, dagegen den Eindruck gewonnen zu haben, daß die Zahl imbeziller sich mehre. Kellner sah in Hamburg eine auffallende Häufung der mongoloiden Idiotie.

[2]) Im Original nicht gesperrt.

[3]) Vgl. hierzu die Kritik von Klotz in Monatsschr. f. Kinderh. 12, Ref., der zu denselben Schlüssen über die pädiatrischen Ausführungen mancher Neurologen kommt.

— bei **Defektpsychosen** nur **Begleitsymptome**, ohne diesen über- noch untergeordnet zu sein. Da beide mithin einer gemeinsamen Quelle entstammen, sind Statistiken über die Häufigkeit voraufgegangener Säuglingskrämpfe nicht geeignet einen Einblick in die Ätiologie der Schwachsinnszustände zu gestatten. Die Möglichkeit einer Schädigung des Gehirns jedoch infolge Gefäßruptur im Verlauf allgemeiner Konvulsionen muß zugegeben werden.

Eine besondere Besprechung erfordern die beiden typischen Krampfkrankheiten des Kindesalters, die **Epilepsie** und die **Spasmophilie**. Meine aus eigener Beobachtung sowie eingehenden Literaturstudien geschöpfte Erfahrung bringt mich zu der Überzeugung, daß **eine Erkennung der echten, genuinen Epilepsie in ihren Anfängen in früher Jugendzeit unmöglich ist.** Entscheidend ist einzig und allein der **Verlauf**, und zwar der **progressive**, der mithin erst nachträglich frühere Krampferscheinungen als zur Epilepsie gehörig erklären kann. Da ich auf dieses wichtige Kapitel im speziellen Teil noch ausführlich eingehen werde, verweise ich darauf. — Was die Spasmophilie anlangt, so sollen katamnestische Untersuchungen derartiger Kinder tatsächlich ein Zurückbleiben in geistiger Beziehung ergeben haben; ich selbst konnte an einem kleinen Material nichts Derartiges beobachten.

Birk z. B. behauptet, daß $^1/_3$ aller Spasmophiliker im späteren Leben Störungen der Intelligenz aufwiesen. In seiner Arbeit mit Thiemisch jedoch, sowie in der Potpeschniggs und der von Blühdorn finde ich unter zusammen 141 Kindern nicht einen Idioten oder selbst nur Imbezillen. Es scheint also doch der Einfluß einer früheren Spasmophilie keineswegs so schwerwiegender Natur zu sein, als diese Autoren annehmen. Unter meinen Kranken ist nur zweimal Laryngospasmus vermerkt (Fall 33 und 50). — Da aber eine tatsächlich durchgemachte Spasmophi'ie als solche unerkannt bleiben kann, so wäre es verfehlt daraufhin Schlüsse aus der Häufigkeit derselben in der Vorgeschichte Schwachsinniger aufzubauen, ganz abgesehen davon, daß die echte Spasmophilie vielleicht gerade mit Vorliebe bei Kindern mit von vornherein geschädigtem Gehirn auftritt, wie Ylppö dies bezüglich der Frühgeborenen wahrscheinlich gemacht hat[1]).

Nachdem ich mich nun mit den meines Erachtens zu Unrecht als ursächlich angesehenen Faktoren auseinandergesetzt habe möchte ich etwas ausführlicher auf einen mir sehr wichtig erscheinenden Punkt eingehen, nämlich die **ganz ungemein große Häufigkeit der Frühgeborenen unter den Schwachsinnigen.** Unbekannt ist diese Tatsache ja keineswegs, doch scheint sie mir nicht in ihrer ganzen Bedeutung gewürdigt zu werden. Praktisch wichtig ist diese Frage deshalb, weil von seiten der Geburtshelfer (siehe später) eine Schädigung des kindlichen Gehirns durch spontane oder künstliche Frühgeburt entschieden in Abrede gestellt wird. Im Gegensatz dazu hat Ylppö erst kürzlich berichtet, daß von seinen rund 300 hierfür in Betracht kommenden Unreifen nicht weniger als 7,4% in späteren Jahren sich als Idioten oder schwer Imbezille herausgestellt haben. Umgekehrt nun finde ich unter den 70 hochgradig Schwachsinnigen meines Mater'als nicht weniger als 28 ehemalige Frühgeborene, das sind genau 40%. Rechne ich hierzu noch 4 weitere Kinder, die zwar ausgetragen, aber mit weniger als 2500 g geboren wurden (Hypo-

---

[1]) Ähnlicher Auffassung ist auch Blühdorn, der für das (körperliche und) geistige Zurückbleiben dieser Kinder nicht die Spasmophilie an sich, sondern vielmehr eine neuropathische Veranlagung verantwortlich macht. Ich möchte mich dieser Ansicht voll und ganz anschließen.

plastiker), so komme ich auf 46%. Meines Wissens wurde bis jetzt noch nie darauf hingewiesen, daß diese, auch sonst in manchem Frühgeborenen gleichzustellende Individuen ebenfalls, wie mir scheint, in psychischer Beziehung als höchst gefährdet anzusehen sind.

Man wird mir vielleicht entgegenhalten, daß gerade das K.A.V.-Haus ein abnorm großes Frühgeburtenmaterial aufweise und dadurch ein falsches Bild der tatsächlichen Verhältnisse entstünde. Dem ist aber zu erwidern, daß nur 5 dieser Patienten ob ihrer Unreife in die Anstalt gebracht wurden, während die übrigen 23 teils wegen „Nervenleiden", teils sonstiger Erkrankungen halber zur Aufnahme kamen und erst nachträglich sich als vorzeitig Geborene entpuppten.

Hier drängt sich nun sofort die wichtige Überlegung auf: Werden diese Kinder imbezill, weil sie zu früh (bzw. untergewichtig) geboren wurden, oder werden sie zu früh (bzw. untergewichtig) geboren, weil sie anlagemäßige, „intrauterine" Idioten sind? Diese Frage ist selbstverständlich dahin zu beantworten, daß beide Annahmen zu Recht bestehen; sinnfällig zeigt dies die aus meinen Beobachtungen aufgestellte Tabelle I. Die erste Gruppe betrifft die Erkrankungsformen, die als Anlagestörungen im weitesten Sinne, die zweite jene, die sicherlich als postnataler Erwerb aufzufassen sind. (Hier miteinbezogen wurde jedoch noch ein Fall, der zwar intrauterin, aber durch äußere Einwirkung, Trauma der schwangeren Mutter, entstanden war, ferner auch die kongenitalen Luetiker.) Die dritte endlich umfaßt den Rest, Kinder, bei welchen die Ursache der späteren Idiotie in dem Trauma der Geburt selbst zu erblicken ist.

Tabelle I.

	Gesamt-zahl	Ausgetragene mit mehr als 2500 g Geburtsgewicht	Früh-geborene	Ausgetragene mit weniger als 2500 g Geburtsgewicht
1. Anlagestörungen u. Entwicklungshemmungen .	34	14	16	4
2. Prä- und postnatale Erkrankungen und Traumen einschließlich der Lues	17	16	1	—
3. Geburtsstörungen . . .	19	—	—	—
a) bei Ausgetragenen .	—	8	—	—
b) bei Frühgeborenen .	—	—	11	—
	70	38	28	4

Aus dieser Tabelle geht eindeutig einerseits die längst bekannte Häufigkeit einer vorzeitigen Unterbrechung der Schwangerschaft bei Mißbildungen hervor, wie andererseits die überaus schwerwiegende Rolle, die der Geburtsvorgang in der Ätiologie der frühkindlichen Idiotie spielt. Füge ich noch hinzu, daß bei Ylppö jedes 13,5. [1] seiner entsprechend lange verfolgten Unreifen später hochgradig imbezil wurde, so kann man daraus die ungemein hohe Bedeutung der Frühgeburt in sozialhygienischer Beziehung ermessen, worauf erst

---

[1] In diesen Zahlen Ylppös sind jedoch auch die „intrauterinen" Idioten mit einbegriffen. Nach Abzug dieser bessert sich das Verhältnis etwas.

kürzlich **Langstein** in einem Vortrage in der ärztlichen Gesellschaft für Sexualwissenschaft aufmerksam gemacht hat. — Auf der anderen Seite aber werden diese Geburtsstörungen oft in ätiologische Beziehung zu verschiedenen Formen des Schwachsinns gebracht, an denen sie sicher völlig schuldlos sind. Besonders trifft dies für den Mongolismus zu, von dem z. B. **Ziehen** es annimmt. Wie unhaltbar eine derartige Auffassung gerade bei einer Erkrankung ist, deren ihr „eigentümlichen Symptome schon vom ersten Tage der Geburt an nachzuweisen und meist auf den ersten Blick zu erkennen" sind [**Reuß**], braucht wohl nicht weiter erörtert werden.

Um noch einmal auf die ausgetragenen aber untergewichtigen Früchte, die echten **Hypoplastiker**, zurückzukommen, so konnte ich in der Literatur nur eine Arbeit, die von **Opitz**, finden, welche sich mit dem späteren Schicksal derartiger Kinder befaßt und worin er zu dem Resultate kommt, daß ihre geistige Entwicklung in normalen Bahnen verläuft. Bis erst weiteres Tatsachenmaterial vorliegt, bin ich geneigt in dieser, den physiologischen Spielraum sicher weit überschreitenden Untermassigkeit etwas Pathologisches zu erblicken[1]), wofür schon ihre relativ große Seltenheit spricht.

Zangemeister z. B. beobachtete unter 1978 zwischen dem 261. und 290. Tage Geborenen nur 67 mit einem Geburtsgewicht zwischen 2000 und 2500 g, also nur 3,4 %. Durch das gehäufte Vorkommen (4 mal unter 70) gerade bei Schwachsinnigen aber steigt dieser Befund in seiner pathognostischen Bedeutung und es kann kaum mehr von einem Zufall gesprochen werden, wenn diese vier Fälle in die Kategorie der „intrauterinen" Idioten fielen (eine Mißbildung von 2, der einzige echte Mikrozephale, 2 f. a. Idioten von 5 und 1 Mongolen von 21).

Wenn ich **rückblickend** das Bisherige zusammenfassen darf, so komme ich nach kritischer Sichtung der Literatur und an der Hand von **70** eigenen Fällen frühkindlicher Idiotie zu dem Schlusse, daß die Mehrzahl der als ursächlich angeschuldigten Faktoren als zu Unrecht bestehend ausscheiden muß. Sie sind alle auf traditionellen Gedankengängen aufgebaute Annahmen, die weder durch die pathologische Anatomie, noch durch die Klinik gestützt werden. — Hingewiesen wurde ferner auf die überraschende Häufigkeit der vorzeitig (oder am normalen Ende der Schwangerschaft, aber untergewichtig) geborenen Kinder meines Materials. — Als bedauerlich endlich wurde es empfunden, daß die Pädiatrie den angeborenen und früh erworbenen Defektpsychosen bis heute so wenig Interesse entgegengebracht, sondern dieses ganze Gebiet fast ausschließlich dem Psychiater überlassen hat, der doch nur selten einen Säugling und wohl nie einen Neugeborenen zu Gesicht bekommt[2]). Daraus erklären sich auch die mangelhaften, ja oft falschen Angaben in den Lehrbüchern, selbst über den physiologischen Ablauf der körperlichen und geistigen Entwicklung in den ersten Jahren der Kindheit[3]).

---

[1]) Mit Untersuchungen über die spätere Entwicklung der im Kaiserin Auguste Victoria Hause geborenen echten Hypoplastiker habe ich bereits begonnen.

[2]) Diese meine Behauptung stützt sich neben anderen auf einen Mann wie **Cramer**, der als Autor des 1. Teils des Handb. d. Nervenkr. des Kindesalters in Kapitel „Spasmophilie und Tetanie" von sich selbst schreibt, daß sich seine eigenen Erfahrungen nur auf Kinder **nahe der Pubertät** erstrecken.

[3]) Vgl. dazu die Daten **Ziehens** in seinem Lehrbuch der Geisteskrankheiten des Kindesalters über den Eintritt der ersten psychischen Regungen und der statischen Funktionen, die insgesamt um 1—2, zum Teil um mehr Monate verspätet angegeben werden.

II.

Seit die kindlichen Schwachsinnszustände das ärztliche Interesse erweckt haben, hat es nicht an Bemühungen gefehlt sie in ein Schema einzuordnen, das nach jeweils verschiedenen Gesichtspunkten aufgestellt, das Verständnis für diese Krankheitsformen erleichtern sollte. Diese Versuche schlugen fehl und es gelang bis heute nicht, eine **Einteilung** zustande zu bringen, die gleichzeitig nach der ätiologischen, klinischen und pathologisch-anatomischen Seite hin befriedigen könnte. Eine restlose Lösung dieser Aufgabe wird sich wohl, wie so vielfach in ähnlichen Fragen der Medizin, nicht ermöglichen lassen, denn „weder die Morphologie, noch die Psychologie reichen zum Einteilungsprinzip aus. Die Histologie kommt gewöhnlich erst post mortem in Betracht" [Weygandt (b)], wobei noch hinzukommt, daß unsere bisherigen Kenntnisse über den feineren Aufbau des Gehirnes besonders neugeborener Kinder, sowie vor allem über die Reaktionsweise des unreifen Zentralnervengewebes bedauerlich geringe sind. (Ich stütze mich hierbei besonders auf die Ausführungen von Spatz.)

Die Zahl der bisher vorliegenden Vorschläge ist eine ungemein große, so daß ich mich auf Nennung nur einiger weniger Autoren beschränken muß. Ireland legte seinen Untersuchungen drei Maßstäbe zugrunde: einen psychologischen, pädagogischen und pathologisch-anatomischen. Die ersten beiden sind, wenigstens bei den uns beschäftigenden kleinen Patienten ganz unbrauchbar, gegen den dritten das oben Gesagte. Schnitzer verbesserte Irelands System einigermaßen ohne jedoch die Hauptschwierigkeiten beheben zu können. Andere, ich erwähne nur Weygandt (b), Schlöß und besonders Higier, gingen von ätiologischen Gesichtspunkten aus. Ich muß diesen Weg für den besten, weil ungezwungensten halten. Eine Einteilung nach dem Symptomenbild oder dem Befunde auf dem Sektionstisch ist praktisch unmöglich, da einerseits die Klinik der frühkindlichen Idiotie infolge des Eintrittes des Defektes vor Ausbildung der Psyche recht eintönig ist, andererseits dieselben anatomischen Prozesse die verschiedensten Symptomenkomplexe bieten, bzw. verschiedene klinische Bilder durch dieselben Läsionen hervorgebracht werden können. Eine gute Anamnese hingegen, die sich weniger auf die Menge des vom Vater konsumierten Alkohols oder auf die Auffindung irgendeiner hysterischen Tante beschränkt, sondern mehr auf die Schicksale des Individuums selbst eingeht, verbunden mit strenger Kritik der von den Angehörigen gebrachten Angaben, wird unter eingehender Würdigung der kaum je fehlenden somatischen Erscheinungen, wenn auch nicht in $100^0/_0$, so doch in der großen Mehrzahl der Fälle den richtigen Hinweis auf die tatsächliche Genese des Leidens ergeben. Im dritten Teile dieser Arbeit habe ich versucht so vorzugehen. Wie weit mir dies gelungen ist, hat die Kritik zu entscheiden, auf jeden Fall ist wenigstens der Anfang gemacht mit Ausschaltung so wenig exakt faßbarer Begriffe, wie z. B. „hereditärer Belastung" und ohne Anwendung mystischer Vermutungen an die Bearbeitung dieses noch recht brach liegenden Feldes zu gehen.

Mag es auch an sich gezwungen erscheinen aus dem so fließende Übergänge zeigenden Gesamtgebiete der Defektpsychosen nur einen Teil, die schweren Formen, herauszugreifen, so halte ich dies doch für berechtigt, weil damit ein Fundament gegeben ist, von dem aus eine Gruppierung der weitaus häufigeren und unendlich schwerer zu verstehenden leichteren Zustände vielleicht späterhin sich ebenfalls ermöglichen lassen wird.

Vergleichshalber bringe ich die (alle Formen und Grade kindlichen Schwachsinns umfassende) Einteilung Higiers, an die sich meine eng anschließt. Er kommt zu folgender Aufstellung:

    I. Endogen bedingte Idiotie.

        A. Angeborene Anomalien des Zentralnervensystems.

        B. Angeborener mangelhafter Bau oder Funktion der Drüsen mit innerer Sekretion.

        C. Angeborene kardiovaskuläre Entwicklungshemmungen.

II. Exogen:
  A. Angeborene, scheinbar endogen entstandene Anomalien des Nerven-, Drüsen-
     und Gefäßsystems.
  B. Geburtsanomalien mit nachfolgenden Meningealblutungen und Hirnläsionen bei
     a) protrahierter Geburt,
     b) asphyktischer Geburt,
     c) Zangengeburt.
  C. Extrauterine, früh erworbene körperliche Erkrankungen infolge
     a) allgemeiner Unterernährung,
     b) Infektion,
     c) Intoxikation und Autointoxikation,
     d) mechanischer Verletzungen.

Aus Gründen, die eingangs erwähnt wurden, möchte ich auf die intra- oder
extrauterine Entstehung nicht den entscheidenden Wert legen und komme
zu folgender, ebenfalls auf die Ätiologie sich aufbauende Gruppierung:

Die angeborenen oder früh erworbenen schweren Formen von Defektpsychosen können hervorgerufen werden:

A. **Durch intrauterine Wachstumsstörungen mit Ausschluß der
   durch Traumen oder Infektionen bedingten (= Aplasien und
   Dysplasien).**
     I. Angeborene Anomalien des Zentralnervensystems.
       a) Grobe, makroskopisch wahrnehmbare Mißbildungen des Gehirns
          mit oder ohne Beteiligung seiner Umhüllungen[1]):
          α) Defektbildungen ohne bestimmte Schädeldeformitäten . . . 1
          β) Idiopathische Hydrozephalie 2
          γ) Echte oder primäre Mikrozephalie 3
          δ) Echte oder primäre Pyrgozephalie 4
       b) Störungen im feineren Aufbau des Zentralnervensystems (zum
          Teil als „endogene" Störungen bezeichnet):
          α) Tuberöse Sklerose 5
          β) Infantile Form der familiären amaurotischen Idiotie . . . 6
          γ) Idiotie als Begleiterscheinung verschiedener Erkrankungen des
             Nervensystems („Begleitidiotien") 7
          δ) Mongoloide Idiotie 8
     II. Schwachsinn bei angeborener oder früh erworbener mangelhafter
         Ausbildung oder Funktion der Drüsen mit innerer Sekretion:
          a) Thyreogener 9
B. **Durch infektiöse, toxische, embolische, thrombotische oder
   sklerotisierende Prozesse des Gehirns mit oder ohne Beteiligung der Meningen.**
     I. Enzephalitis, Meningitis, Meningoenzephalitis usw. **non luetica:**
          α) Intrauterine,
          β) Extrauterine
         mit ihren möglichen Folgeerscheinungen, den (sekundären) Hydro-
         usw. -zephalien 10
     II. Encephalitis usw. **luetica** 11

---

[1]) Selbstverständlich machen die hier angeführten Untergruppen keinerlei Anspruch auf
Vollständigkeit. Vor allem fehlen die häufig sich durch keinerlei Anomalien des Schädels
kundgebenden reinen Entwicklungsstörungen und -hemmungen des Gehirns (z. B. Agyrie).

Einige erläuternde Bemerkungen sind noch anzuschließen. Die Unterteilung der unter
A I a genannten Formen erfolgte nur, um die Besprechung zu erleichtern und übersichtlicher
zu gestalten. — Über den Begriff der idiopathischen, echten oder primären Hydro-,
Mikro- und Pyrgozephalie wird in den einschlägigen Abschnitten gesprochen werden. —
Die tuberöse Sklerose und die f. a. Idiotie, deren Ätiologie noch in tiefstes Dunkel
gehüllt ist, habe ich nach Weygandts Vorgang als Ausdruck einer Anlagestörung auf-
gefaßt und sie entsprechend eingereiht. — Ein noch sehr der Aufklärung bedürfendes Kapitel
sind die Geistesstörungen im Gefolge von Nervenkrankheiten verschiedenster
Art; ich nenne sie „Begleitidioten“. Ich selbst konnte bei 2 Fällen von Myatonia cong.
Oppenheim ein solches Verhalten beobachten und bin überzeugt, daß zwischen beiden
Leiden ein enger Zusammenhang besteht. Welcher Natur derselbe ist, weiß ich nicht;
auch konnte ich in der Literatur keine Auskunft über diese Frage erhalten. — Den
Mongolismus als eine angeborene Mißbildung anzusehen ist man bis auf weiteres wohl
berechtigt, wenn auch keinerlei einwandfreie Belege hierfür bis heute vorliegen. — Die
Gehirnerkrankungen auf luetischer Basis sind nur aus praktischen Gründen
von den übrigen infektiösen abgetrennt worden. — Mit „epileptoider Idiotie“ möchte
ich jene Erkrankungsform bezeichnen, welche eine gewisse Ähnlichkeit mit dem nach
genuiner Epilepsie auftretenden Schwachsinn zeigt. Sie bietet aber doch manche wichtige
Züge, die mich veranlassen sie einstweilen als Krankheitsbild sui generis aufzufassen. — Die
„schwere Geburt“ beschränkt sich nicht nur auf die im Sinne des Geburtshelfers, denn
auch ein für die Mutter leichter Verlauf kann für das Objekt ein schweres Trauma bedeuten. —
Den Frühgeborenen habe ich jene Kinder gleichgestellt, die zwar am normalen Ende der
Gravidität, aber in noch unreifem Zustande (gemessen am Geburtsgewicht) ausgestoßen
werden. Als obere Grenze nehme ich 2500 g an. — Endlich sei noch bemerkt, daß
die unter 12 und 16 genannten Leiden, die „epileptoide Idiotie“ und die „zerebrale Hysterodysplasie“ vielleicht sogar besser unter A. I. b, den Störungen im feineren Aufbau des
Zentralnervensystems aufgeführt werden könnten.

Selbstverständlich werden in der Praxis noch eine Reihe von Fällen übrig
bleiben, die sich nur schwer in eine der angeführten Gruppen einreihen lassen;
noch öfter aber werden mehrere Möglichkeiten einer Unterbringung miteinander konkurrieren. Um die Zahl dieser Fälle zu verringern ist es nötig die
Semiotik der einzelnen Formen möglichst auszubauen, womit im folgenden
Abschnitt der Anfang gemacht werden soll. Eingehendes Studium aller
pathologischen Erscheinungen von seiten des Nervensystems, besonders in
den ersten Lebenstagen, und die lückenlose Verfolgung des weiteren Schicksals
derartiger Kinder müssen zusammenwirken, damit wir lernen rückblickend
selbst unscheinbare Symptome in ihrer diagnostischen und prognostischen
Wertigkeit zu deuten. Eine wichtige Aufgabe hierbei fällt dem Geburtshelfer

zu, da nur wenigen Kinderärzten Gelegenheit geboten ist an größeren Reihen von Neugeborenen klinische Beobachtungen zu machen.

Wenn ich im vorhergehenden so manche Angaben der Literatur abgelehnt, manche Behauptung aufgestellt habe und endlich ein anderes Einteilungssystem auf ätiologischer Basis vorschlage, so bin ich mir wohl bewußt, daß mein kleines Material und der fast völlige Mangel anatomischer, vor allem histologischer Befunde mich dazu noch nicht berechtigt. Trotzdem wagte ich es, gestützt auf die genaue und langdauernde Beobachtung dieser Fälle und in der Absicht meine Anschauungen über dieses Thema zur Diskussion zu stellen, nachdem ich im folgenden Teil der Arbeit genauer auf die einzelnen Gruppen unter Beibringung von Krankengeschichten eingegangen sein werde.

III.

In diesem Teil der Arbeit will ich versuchen an der Hand von 70 Krankenfällen und unter weitgehender Heranziehung der Literatur den Beweis für das zu erbringen, was ich in den beiden ersten ausgeführt habe, vor allem aber die Berechtigung meiner Einteilung nachzuweisen. Auf die Klinik, wie auf die pathologische Anatomie kann nicht weiter eingegangen werden, als absolut erforderlich ist.

Ich betone nochmals, daß ich mir völlig darüber im klaren bin, daß vielleicht mancher Fall von anderer Seite hinsichtlich seiner Genese und seiner Stellung im System anders aufgefaßt werden kann. Hauptzweck dieser Ausführungen soll also sein einerseits im Streite der Meinungen endlich zu gesichertem Wissen zu gelangen, andererseits das Augenmerk auf jene frühesten Erscheinungen von seiten des Nervensystems hinzulenken, um so zeitig als möglich das dem Kinde drohende Geschick zu erkennen, nicht zum wenigsten aus therapeutischen Gründen. — Ich gehe damit zu den einzelnen Krankheitsbildern über und zwar in der Reihenfolge meines Schemas.

A. I a. Grobe, makroskopisch wahrnehmbare Mißbildungen des Gehirns mit oder ohne Beteiligung seiner Umhüllungen.

Nach Alzheimer hat man den Gehirnmißbildungen „früher entschieden zu viel Platz eingeräumt. Idiotische Gehirne, welche weitgehende Ähnlichkeit mit fötalen Rinden zeigen, sind im Vergleich zu der großen Masse der Idioten offenbar selten", was sich zum Teil wohl aus der geringen Lebensfähigkeit der mit Defektbildungen im Bereiche des Gehirns und Schädels behafteten Individuen erklärt. Ja ich gehe noch weiter und möchte sogar behaupten, daß ein nicht kleiner Teil der in der pathologisch-anatomischen Literatur unter dieser Flagge segelnden Befunde tatsächlich nicht hierher gehört, sondern daß diese nur die Folge bzw. die Endzustände alter, pränatal oder natal erworbener Traumen darstellen. Weiter unten werde ich nochmals darauf zurückkommen. — Für das Vorliegen einer Mißbildung spricht vor allem der Nachweis weiterer A- oder Dysplasien, deren Nachweis deshalb besonderen diagnostischen Wert besitzt.

1. Defektbildungen ohne bestimmte Schädelveränderungen.

Schon gelegentlich der Aufstellung des Einteilungsschemas habe ich erwähnt, daß eine Unterteilung der hierher gehörigen Formen nur aus didaktischen Gründen erfolgte. Weshalb es aber in einem Falle zu diesem, im anderen zu jenem schon äußerlich in der Schädelform sich dokumentierenden Mißwachstum des Gehirns kommt, darüber wissen wir, wenn wir ehrlich sein wollen, nichts. Ein näheres Eingehen auf dieses Thema erscheint mir deshalb an diesem Orte unnötig. — Es folgen zwei hierher gehörige Beobachtungen.

Fall 1. Erika W. 401/13 u. 417/16. Geb. 6. 7. 13. Anstaltsaufenthalt (= A. A.): 2. 8. —4. 10. 13 u. 13. 8.—22. 9. 15.

1. Aufnahme: Anamnese: Zeugungsalter der Eltern (= Z.A. d. E.) 33—21, gesund, Verwandtenehe. 1. Kind, ca. 1¹/₂ Monate zu früh spontan mit ca. **1750 g** geboren. Seit einigen Tagen unruhig. — Status: Großer Kopf, 32,5 cm. Große Fontanelle von 2 cm über Nasenwurzel bis Occiput reichend, vorgewölbt. Schädelknochen sehr weich, wohl Lückenschädel. Spastische Krämpfe in Armen und Beinen während Untersuchung, ca. 2 Sek. lang. Sehr starke und dichte allgemeine Lanugobehaarung. — Verlauf: 4. 8. Lumbalpunktion (= L.P.): einige Tropfen dunklen, dicken, zum Teil geronnenen Blutes. Ventrikelpunktion (= V.P.) rechts: 3 ccm dunklen Blutes.   5. 8. L.P.: ohne Erfolg. Krampfartige Spasmen der oberen, Beugekontraktur der unteren Extremität. Halswirbelspalt von ca. 1 cm Breite. Sehr starke Behaarung hier. V.P. links: wenig klare seröse Flüssigk. 11. 8. Kopf wächst zusehends, 33,5 cm. 30. 9. Kopfumfang 36,3 cm. Pirquet (= P.): neg. Wassermannsche Reaktion (= WaR.): neg. (2 mal).

2. Aufnahme: Anamn.: Geistig wenig entwickelt, kann nicht sprechen. Allmählich ist Kind immer steifer, besonders in den Beinen geworden, letztere werden meist überkreuzt gehalten. Sehr schreckhaft und nervös. — Stat.: Schwerer Hypotrophiker und Rachitiker. Kopf birnförmig, mäßig hydrozephalisch, 47 cm. Hinterkopf asymmetrisch, flach. Im Schädel 4 Lücken, 2 symmetrisch liegend, durch einen Knochenbalken getrennt, etwa an der Stelle der großen Fontanelle; 2 weitere auf der rechten Seite des Hinterkopfes, von ca. 2 Markstückgröße. Deutliche Pulsation. — Fixiert nicht. Pupillen reagieren langsam. — Herz: undeutliches systolisches Geräusch. — Extremit.: leicht spastisch, besonders die Beine. Zehen keulenförmig, übereinanderliegend. P.: neg. Geistig: völliger Idiot. — Wird unverändert entlassen. — Im Juni 18 †.

Fall 2. Marianne J. 919/16¹). Geb. 14. 8. 16. A. A.: 19. 1. 17—17. 1. 18. (†).

Anamn.: Z.A. d. E. 30—29, gesund. 3. Partus, davon 1 Abort, ausgetragen, normale Geb., ca. 2000 g. Schwester von Fall 34. Mit 6 Wochen zum erstenmal krampfartige Zustände. 2. Anfall mit 13 Wochen, ein 3. im 5. Monat. Anfälle alle gleich verlaufend, kurz vor dem Anfall ungewöhnliche Gewichtszunahme. Auch fiel auf, daß Kind vor jedem Anfall sehr viel schlief und nicht so vergnügt war wie sonst. Setzte Anfall ein, nahm es die Brust nicht, ließ keinen Urin, schrie unentwegt. Fontanelle sehr stark gespannt, die Venen am Kopf traten sehr stark hervor, teigige Schwellungen auf Kopf und in Gesicht. Nach ca. 24 Stunden Erbrechen, damit Höhepunkt erreicht, Schwellungen auf Schädel und in Gesicht zeigten ihre größte Ausdehnung. Am folgenden Tag Schädelschwellung meist schon wieder verschwunden, während es länger dauerte, bis die gestauten Venen, die Fontanelle und das Gesicht wieder zu normalem Aussehen zurückkehrten. Arme und Beine während Anfall steif, bes. links, nach dem 2. Anfall dauerte es ca. 14 Tage, bis das Kind seinen linken Arm wieder zum Mund führen konnte. Kopf immer auffallend klein, von Anfang an stark hervortretende Venen. Angaben des Hausarztes: Auffallend, daß bei Bewegung der Beine Anziehen des rechten Oberschenkels anscheinend schwer war, sowie die eigentümliche Schädelbildung. Große Fontanelle von ersten Wochen an außerordentlich gespannt. Schädelknochen, besonders am Hinterkopf, wiesen weiche Stellen auf. Am Scheitel, besonders rechts, sowie im Gesicht zeitweise Ödeme. Bei Aufnahme des Kindes Blut des Vaters und der Mutter nach Wassermann negativ. Spätere

---

¹) Siehe Eitel, Fall II.

nochmalige Untersuchung der Mutter ebenso. — Stat.: Hypotrophiker. Kopf sehr klein, 37,2 cm, Fontanelle gespannt. Beiderseits Mikrophthalmus, Strabism. conv. — Verl.: 22. 1. L.P.: mäßiger Druck. Am Nachmittag erbleicht Kind plötzlich, verdreht die Augen, wird steif. Nochmals L.P.: gleicher Befund wie morgens. 23. 1. Fontanelle sehr gespannt, Venen des Schädels auffallend sichtbar. Ohne nachweisbare Ursache Atmung plötzlich stoßweise, manchmal Cheyne-Stokes-artig. Herztätigkeit beschleunigt, 140; Fontanelle stark gespannt. Nach Hirnpunktion und Ablassen von ungefähr 15 ccm wenig getrübter Flüssigkeit Besserung. Fontanelle entspannt. Nach Anfall Nystagmus. 25. 1. Fontanelle wieder gespannt. Prof. Lewandowsky wird als Konsiliarius zugezogen. Eine bestimmte Diagnose wird nicht gestellt. Untersuchung der Augen (Dr. Mühsam) ergibt vollkommen normalen Hintergrund. 10. 2. Gestern unruhig, wimmert andauernd, schrie zeitweise auf. Steigerung der Unruhe. Gegen Morgen erschwerte Atmung, Kind apathisch, fixierte nicht mehr, deutlicher Opisthotonus. Um 7 Uhr setzte Atmung zeitweise aus, erfolgte auch sonst nur 10—12 mal pro Minute. Puls ca. 80, unregelmäßig. Fontanelle stark gespannt. Um 8 L.P.: Zunächst entleerten sich spritzend 1—2 ccm Liquor, dann nur langsam noch wenige Tropfen. Spannung der Font. unverändert. Deswegen V.P. Aus linkem Ventrikel 10 ccm leichtgetrübter Flüssigkeit entleert. Gleich nach P. Atmung regelmäßig, frequenter, ca. 30 pro Minute; 2—3 Minuten später sah Kind ganz anders aus, fixierte sogar gut. 18. 3. Ohne nachweisbare Ursache plötzlich beschleunigte, stoßweise Atmung. Nasenflügelatmen. Lungen frei. Fontanelle stark gespannt. V.P.: ca. 35 ccm klare Flüssigkeit. Font. entspannt, Atmung unmittelbar nach Eingriff normal. 8. 5. In letzten Tagen Font. ziemlich gespannt; überragt beträchtlich Schädelniveau. Schnarchende Atmung. V.P.: ca. 30 ccm leicht getrübte Flüssigkeit. In der Nacht zum 9. Verschlechterung des Befindens. Tonische Krämpfe der Extremitäten, Zyanose, Cheyne-Stokessches Atmen, Puls 180. 9. 5. V.P.: links 5 ccm klare, leicht mit Blut vermischte Flüssigkeit, rechts ca. 25 ccm. Nach Punktion keine Besserung. 10. 5. Starke Spasmen der unteren Extrem. Schielen. Font. stark gespannt; die Atmung stoßweise, zeitweise Cheyne-Stokes. Reflexe gesteigert. 13. 1. Kind sehr unruhig. Urinverhaltung seit 15 Stunden. Font. gespannt. Mittags Aussetzen der Atmung. Herztätigkeit 160. Töne leise. Font. prall gespannt. V.P.: Spritzend klare Flüssigkeit, 30 ccm. Atmung nach Punkt. regelmäßiger. 16. 1. Fortwährendes Schreien, leichte Bewußtlosigkeit. Klonische Krämpfe der Arme, zeitweise leichte Spasmen. Geringe Nackensteifigkeit. Pup. reagieren. V.P.: Punktat zeigt geringe Trübung, etwas blutig, steht unter mäßigem Druck. L.P.: Punktat getrübt. Mäßiger Druck. P.: neg. WaR.: neg. (2 mal). 17. 1. Exitus unter den Erscheinungen einer Bronchopneumonie. Auszug aus dem Sektionsprotokoll: Schädeldach hart. Um die große Font. sind die Nähte noch etwas nachgiebig, gr. Font. 1 : 1¹/₂ cm. Beim Eröffnen fließen ca. 100—200 ccm kaffeebraune Flüssigkeit ab, die zum größten Teil aus dem rechten Seitenventrikel stammt. Die Dura läßt sich leicht abziehen. Die Pia ist bes. über linkem Frontal- und Temporallappen eitrig getrübt, rechts deutlich injiziert. Über okzipitalen Teil der Hemisphäre ein 6 : 6 cm großer flacher Bluterguß. Das ganze Gehirn fühlt sich sehr weich an. Windungen etwas abgeplattet. Dicke des Gehirnmantels ca. 0,5 cm. Seitenventrikel enthalten ca. 200 ccm kaffeebraune, fast klare Flüssigkeit. An den Wänden eigentümliche flockige, schmutziggraue Gerinnsel in reichlicher Menge. Auf Höhepunkt der Konvexität beiderseits eine ca. kirschgroße, ovale Ausstülpung, die teilweise mit Gehirnrinde überzogen, teilweise nur von Pia bedeckt ist¹). Rückenmarkshäute am Foram. magn. mit Knochen verwachsen. Rückenmarkshäute zeigen leichte diffuse Injektion. Beide Nieren bilden eine typische Hufeisenniere, die quer über der Wirbelsäule liegt. Anatom. Diagnose: Leptomeningitis, Hydrocephalus internus bilateralis, Kommunikation zwischen beiden Seitenventrikeln und der Pia, Hufeisenniere, Pyelitis suppurativa, Bronchopneumonia bilateralis, Mikrozephalus, Hypertrophie der Ösophagusmuskulatur.

Zu Fall 1 und 2: Außer der Blutsverwandtschaft der Eltern des Kindes 1 konnte ätiologisch nichts gefunden werden. Kind 2 bietet insofern noch Interesse, als auch der Bruder desselben, Nr. 34, ebenfalls Idiot und Hydrozephale, längere Zeit in unserer Beobachtung stand. Im Gegensatz zu Eitel, der beide als Fälle von Hydrocephalus int. chron. familiaris auffaßt, glaube ich aber annehmen zu können, daß es sich bei dem

---

¹) Bei Eitel Abbildung des Gehirnbefundes.

Bruder um eine Enzephalitis nach pulmonaler Infektion gehandelt hat, das familiäre Auftreten also nur auf Zufall beruht. Ein drittes Kind derselben Eltern, jetzt über ein Jahr alt, ist völlig normal.

2. Idiopathische Hydrozephalie.

Unter dem Begriff Hydrozephalie werden Zustände zusammengefaßt, die außer der nicht einmal immer notwendigen Schädelvergrößerung in ätiologischer und pathologischer Beziehung wenig Gemeinsames aufweisen. Zappert ist deshalb Recht zu geben, wenn er rät „diese zusammenfassende Bezeichnung (nämlich akuter und chronischer Hydrozephalus), welche nur dazu beiträgt, symptomatische und nicht ätiologische Diagnosen zu stellen, aufzugeben, um den Hydrozephalus in seine Teilerscheinungen aufzulösen." Diesem Wunsche kommt die Scheidung in primäre und sekundäre Hydrozephalien entgegen. Unter letzterer Form werden jene verstanden, die im Gefolge uns bekannter Gehirn- oder Meningealerkrankungen auftreten. Die übrigen, deren Entstehen uns noch verborgen ist, werden nach altem Brauche idiopathische (oder primäre) benannt. Zu ihnen gehört wohl der größte Teil aller angeborenen. Welcher Natur die zugrunde liegenden Gehirnprozesse sind, darüber sind die Akten noch lange nicht geschlossen. Je weiter aber unsere Kenntnisse fortschreiten, desto mehr werden sich die primären verringern. — Daß bei selbst großen Wasseransammlungen in und um das Gehirn die Intelligenz gar nicht oder nur wenig leiden kann, braucht wohl nicht ausdrücklich betont werden.

Fall 3. Margot B. 559/18. Geb. 26. 6. 14. A. A.: 31. 8.—3. 9. 18.

Anamn.: Z.A. d. E.: 30—24; gesund, WaR. bei beiden neg. Cousine der Mutter mit 3 Jahren „Sonnenstisch", daran anschließend sofort Lähmung, später Krämpfe, heute noch in Anstaltsbehandlung. Lähmung fast verschwunden, noch ab und zu Krämpfe (Hysterie ?). 1. und einziges Kind, wegen „starken Köpfchens" schwere Zangengeburt; ausgetragen, ca. 2750 g. Angeborene doppelseitige Hüftgelenksluxation. — Gute körperliche Entwicklung, Font. frühzeitig zu. Mit 4 Mon. fiel Teilnahmslosigkeit auf, fixierte nicht, griff nicht. Bis 9 Mon. keine normalen Arm- und Beinbewegungen, Besserung erst mit ca. $3^{1}/_{2}$ Jahr. Kennt Stimmen, sieht gern ins Licht. Kopfhalten mit 1 Jahr, Sitzen sehr spät, beginnt eben erst zu kriechen. Kein Interesse für Spielzeug; noch nicht sauber. — Stat.: Hypotrophiker. An Rücken, weniger an Extremitäten, fellartiges, weiches, helles Haarpolster. Kopf macht gewaltigen Eindruck. Strabism. conv. Gehör und Gesicht: o. B. Patellar-Reflexe (= P.R) gesteigert, fast Klonus. Kein Babinski und Oppenheim. Aktive und passive Bewegungen frei, aber etwas spastisch. Keinerlei geistige Regungen, fixiert nicht, beantwortet jedes Geräusch durch Geschrei. Doppelseitige Hüftgelenksluxation. — Laut Nachricht der Eltern im Mai 19 in Erziehungsanstalt †. Konnte nicht laufen und sprechen. Bildungsunfähig.

Fall 4. Hermann F. 666/14. Geb. 13. 1. 14. A. A.: 24. 9.—4. 11. 14.

Anamn.: Z.A. d. E. 25—22. 1. Partus, Zwillinge (der andere starb bei Geburt), Fußlage, 6 Wochen zu früh, ca. 2000 g, sehr großer Kopf. — Kennt nicht die Mutter, völlig apathisch. Seit 6 Wochen tägl. 2—4 mal kurze Zuckungen in Gesicht, Händen und Füßen, verdreht dabei die Augen. — Stat.: Etwas unterentwickelt. Kopf sehr groß, 46 cm, kann nicht gehoben werden. Font. 2 × 1,5 cm, normal gespannt, Nähte nicht klaffend. Leichte Glotzaugen, Pup. reagieren. Fixiert nicht. Sehr dicke Zunge. — Verl.: 3. 10. Völlig apathisch, trinkt gut, leichte allgem. Spasmen. L.P.: stark blutiger Liquor. 16. 10. L.P.: Ohne Erfolg. Kopf stets nach rechts gewandt. 22. 10. V.P.: Unter hohem Druck 60 ccm klare Flüssigkeit. 26. 10. Kopfumfang: 49 cm, Font. 2 × 2,5 cm. 4 mal rechtsseitige, kurzdauernde (ca. 15 Sek.) tonische Krämpfe. 3. 11. L.P.: 50 cm Druck, 20 ccm klarer Liquor. Manchmal Krampfzustände, aber nicht täglich. — Völlig apathisch und reaktionslos. Keinerlei Zeichen psychischer Regungen. P.: neg. WaR.: neg. (1 mal Blut, 1 mal Liquor). — Starb am 9. 12. 14 bei Eltern.

Zu Fall 3 und 4: Bei Kind 3 liegen die Verhältnisse ähnlich wie bei 1 und 2; weniger klar aber bei 4, einem frühgeborenen Zwilling. Ich möchte diesen Fall als einen auf unbekannter Ursache intrauterin entstandenen Hydrozephalus auffassen, bei dem es sub partu zu einer Blutung in das Schädelinnere kam, wofür vor allem der mit Blut vermischte Liquor spricht.

3. Primäre oder echte Mikrozephalie.

Die Scheidung der Mikrozephalie in primäre und sekundäre stammt von Giacomini. Bei der ersten Form ist das Kleinbleiben des Gehirns bedingt durch eine Anlagestörung oder Entwicklungshemmung, also eine echte Mißbildung, während bei der zweiten intrauterin oder frühzeitig extrauterin das Gehirn befallende, meist mehr lokalisierte entzündliche Prozesse als Ursache anzunehmen sind. Die erste Art ist die überaus seltenere. Differentialdiagnostisch, ob primär oder sekundär bedingt, vermag manchmal die Anamnese wertvolle Anhaltspunkte zu liefern, während die Klinik hierfür kaum in Betracht kommt. Ob die Annahme Ibrahims — so bestechend sie mir auch erscheint — zu Recht besteht, daß krampfartige, besonders spastische Erscheinungen das Vorliegen einer echten Mikrozephalie unwahrscheinlich machen und daß athetotische „wohl ein ausschließliches Attribut der Pseudomikrozephalie sein dürften", muß erst weitere Forschung, vor allem die pathologisch-anatomische lehren.

Ätiologisch tasten wir noch völlig im Dunkeln; doch ist bei der echten Mikrozephalie familiäres und familiär-hereditäres Auftreten überaus häufig [Vogt (b)]. — Bezüglich der Pathogenese ist die alte Virchowsche Lehre von einer vorzeitigen Synostose der Schädelnähte wohl verlassen und man nimmt nach neueren Arbeiten an, daß die Nähte erst dann verknöchern, wenn infolge Stillstands der Gehirnentwicklung der physiologische Reiz ausbleibt. Andererseits ist auch die Wachstumsenergie des Zentralorganes zu groß, als daß sie so leicht sich hemmen ließe (Glüh. Siehe auch „Megazephalus").

Der psychische Ausfall steht bis zu einem gewissen Grade im umgekehrten Verhältnis zur Schädelgröße, was Ziehen veranlaßt, manche unklaren Fälle von Debilität mit Schädelverkleinerung als Formes frustes des mikrozephalen Schwachsinns anzusprechen. Doch heißt es mit dieser Diagnose vorsichtig sein, da bei einer Reihe von mit Imbezillität vergesellschaftet vorkommenden Gehirnaffektionen, z. B. der zerebralen Kinderlähmung, ebenfalls ein geringeres Kopfwachstum häufig beobachtet wird. Hierbei, wie auch beim sekundären Mikrozephalus ließe sich denken, daß die Verknöcherung unter dem entzündlichen oder Druckreiz eines Fremdkörpers, einer Blutung z. B., zustande käme.

Eigene Fälle stehen nicht zur Verfügung.

4. Primäre oder echte Pyrgozephalie.

Als Pyrgozephalie, Turmschädel, bezeichnet man eine durch ihre Höhe von der Norm abweichende Kopfform, die außerdem mit einer Verkürzung des Längendurchmessers, sowie mit einem steilen Abfall der Stirne und des Hinterhauptes einhergeht. Der Kopfumfang ist meist eher etwas verkleinert. Weitere, feinere Unterscheidungen interessieren hier nicht, ebensowenig die zahlreichen Synonyma dieses Leidens. — Ein Intelligenzdefekt kann völlig fehlen, wird aber bei den schweren Graden wohl kaum je vermißt. Was aber die Pyrgozephalie heraushebt aus der Reihe der anderen Schädeldeformitäten, ist die ungemein häufig beobachtete und weitgehende Sehnervenschädigung, die nach Bertolotti für dieses Leiden geradezu charakteristisch ist. Die Optikusatrophie hinkt dem Manifestwerden der Kopfmißbildung nach; diese selbst wird nach Velhagen „in den meisten Fällen mit zur Welt gebracht"; nach Küttner jedoch, dem ich mich anschließen möchte, ist diese Anomalie zwar in ihrer Anlage fast stets angeboren, aber sehr selten bei der Geburt schon ausgebildet vorhanden.

Damit komme ich zur Ätiologie. Nach Weygandt (b) tritt anscheinend in einer frühen Fötalperiode eine Meningitis ventricularis auf [ebenso Meltzer] und es erfolgt unter dem Druck des sich vergrößernden Gehirns eine prämature Synostose der rachitisch[1]) affizierten Schädelknochen. Auch Bertolotti sieht die Ursache des Turmschädels in der Rachitis und zwar zeitige sie eine Hyperämie der Hirnhäute, Osteoitis und verfrühte Synostose. Würde diese Annahme zu Recht bestehen — ganz abgesehen von der problematischen Existenz einer intrauterinen Rachitis —, dann wäre ein Hydrocephalus internus oder externus mit Steigerung des Liquordruckes wohl die notwendige Folge. So aber fehlen beide, weder ist bei noch offener Fontanelle diese gespannt oder sonst ein erhöhter Hirndruck nachzuweisen (Kolischer), noch zeigt die Sektion den Befund eines Hydrozephalus, was Meltzer zu einer sehr komplizierten Hypothese veranlaßt. Endlich aber würde, wie im vorigen Kapitel schon erwähnt, ein Überdruck keineswegs Synostose, sondern vielmehr Diastase der Nähte herbeiführen müssen. — Rieping endlich kommt, vor allem ob des häufigen familiären und familiär-hereditären Auftretens der Pyrgozephalie zu der Ansicht, daß diese eine angeborene und vererbbare, durch Keimesvariation bedingte Mißbildung darstellt. Ihm schließt sich auch Herzog an.

Einen Ausweg aus diesen sich widerstreitenden Meinungen bietet hier, ebenso wie oben, beim Hydro- und Mikrozephalus die Trennung in eine primäre und sekundäre Form. Mit der primären deckt sich dann die von Rieping als Mißbildung aufgefaßte, wofür auch nicht selten vorhandene weitere somatische Anomalien sprechen. Eigentümlicherweise sind oft Finger und Zehen davon betroffen, besonders in Form von Syndaktylien (Küttner, Bahrdt). Die Entstehung des primären Turmschädels reicht weit in die Fötalperiode zurück, ohne daß derselbe deshalb bei der Geburt schon deutlich ausgeprägt sein müßte, während die sekundären auf extrauterine traumatische oder infektiöse Prozesse im Schädelinnern zurückzuführen wären. Optikusatrophie und der seltenere Exophthalmus (dieser fehlt bei Hydrozephalus wohl immer) können ebenso wie ein Intelligenzdefekt bei beiden Arten vorhanden sein oder fehlen. (Ein eigener Fall sicher sekundär bedingter Turmschädelbildung, Nr. 59, wird später gebracht werden.) — Auf die Frage der Genese der Sehnervenschädigung einzugehen würde hier zu weit führen; in der Zusammenfassung werde ich noch kurz darauf zu sprechen kommen. Einen dritten Fall, der trotz starker geistiger Rückständigkeit heute doch prognostisch nicht ganz ungünstig erscheint, füge ich vergleichshalber bei.

---

[1]) Im Original nicht gesperrt.

Fall 5. Hildegard B. 579/16. Geb. 9. 5. 16. A. A.: 2.—5. 10. 16.

Anamn.: Z.A. d. E.: 25—19. 1. Kind von 2; ausgetragen. Steißlage, durch Veit-Smellie entbunden, leicht asphyktisch; Gew.: 3000 g, 51 cm lang. Seit ca. 3 Monaten tägl. 2—3mal krampfartige Zuckungen mit Augenverdrehen. Hernach müde und schlaff. Immer sehr ruhig, bewegt sich kaum, wird zusehends dicker; fixiert nicht, kennt die Mutter nicht. Vor den Anfällen lebhafter, hat schon gelacht. — Stat.: Untergewichtiges aber sehr fettes, pastöses Kind. Typischer Turmschädel, Font. 1,5 × 1,5 cm, normal gespannt. Pup. reagieren, fixiert nicht. Valgusstellung der Beine. — Keinerlei geistige Regungen, apathisch. — Verl.: 4. 10. Augenuntersuchung (Dr. Moll): Beiderseits ganz blasse Sehnerven, Zentrum frei. Keine Herde. Sehvermögen aller Wahrscheinlichkeit nach gar nicht vorhanden. (Degenerat. Prozeß ohne spez. Ursache.) 5. 10. L.P.: Unter ganz geringem Druck wenige Tropfen klarer Flüssigkeit.

Nachuntersuchung am 2. 7. 19: Fettes, kräftiges Kind von gutem Turgor und Tonus. Kann nicht stehen und laufen; ist nicht sauber. Typ. Turmschädel, Umfang normal, vertikal verlängert, horizontal, bes. im Stirnanteil abgeplattet. Soll hören, fixiert nicht, blinzelt aber, wenn es von Dunkel in Hell kommt, erkennt niemand. Pup. reagieren; doppelseitige absolute Atrophie. Pat. R. r. lebhaft, l. 0, Babinski l +, r erst nach längerem Streichen und nur sehr undeutlich. — Tiefstehender Idiot. Manchmal noch Anfälle 1—2 p. die: zittert am ganzen Körper, zuckt mit den Händen hoch, verdreht die Augen. Dauer 5—10 Min. — Nachuntersuchung am 29. 6. 20: Völlig unverändert. Liegt dauernd regungslos im Bett, wimmert nur, wenn es Hunger hat. Sehr fett. Fixiert nicht. Scheint etwas zu hören. Babinski links deutlich +, rechts undeutlich und wechselnd. Oppenheim angedeutet. Bauchdecken und Achillessehnenrefl.: 0. — Das am 23. 11. 19 geborene Geschwister ist heute ein prachtvoll körperlich und geistig entwickeltes Kind.

Fall 6. Günther F. 724/15. Geb. 27. 4. 15. A. A.: 15.—23. 11. 15.

Anamn.: Z.A. d. E. 27—20. 1. und einziges Kind, ausgetragen, normal geb., Gew. 3375 g. Liegt dauernd ruhig, schreit höchstens vor der Flasche, „reagiert sonst auf gar nichts". Seit Mitte des 6. Monats tägl. 5—10mal kleine Zuckungen in Armen und Beinen dabei Augenverdrehen. Dauer ca. $^1/_2$ Min. Stat.: kräftiger, wohlgenährter Junge. Schädel eiförmig, plattes Hinterhaupt, Font. fingerkuppengroß, alle Schädelnähte springen etwas vor. Pup. reagieren aber langsam und unvollständig, fixiert nicht. Ob Gehör vorhanden, nicht zu entscheiden. Keinerlei Reflexe auslösbar. Verl.: Augenuntersuchung (Dr. Moll): graue Atrophie beider Optici, bes. l. Hauptsächlich sind die temporalen Hälften befallen. Retina normal. P.: neg. WaR.: in Blut und Liquor neg. (je 1mal). 23. 11. Kind liegt dauernd ruhig, keine Krämpfe beobachtet. — Nachuntersuchung am 10. 9. 19. Mit $2^1/_2$ Jahr erst laufen gelernt. Spricht nicht, schreit kaum je, stößt hingegen Laute des Wohlbehagens aus. Absoluter Idiot, unterscheidet aber doch die Angehörigen an der Stimme. Hört sehr gut. Besitzt sicher Lichtempfindung, bewegt sich, mit breitspurigem Gang sich an den Gegenständen haltend, in dem ihm fremden Zimmer recht gut, kann aber nicht frei gehen. — Ganz selten noch Krämpfe in Gesicht-, Hals- und Armmuskulatur. Ausgeprägter Turmschädel. Pup. sehr groß, reagieren prompt, aber wenig ausgiebig. Penis ungemein groß. Nachricht vom Juli 20: Dauernd ungemein aufgeregt; ab und zu noch Krampfanfälle.

Fall 1100/18. Margarete P. Geb. 6. 10. 18. A. A.: 29. 1.—23. 4. 19.

Anamn.: Z.A. d. E. 49—38. 2. Kind, anderes gesund. 5 Wochen zu früh mit ca. 2500 g geb. — Stat.: Turmschädel, Hinterhaupt platt, sehr hohe Stirne. Exophthalmus. Hintergrund (Dr. Halben): o. B. Macht idiotischen Eindruck. — Nachuntersuchung am 8. 12. 19: fixiert, kennt die Pflegerin. Macht den Eindruck eines ca. 3 bis 4monat. Kindes in körperlicher und geistiger Beziehung. Kopf und Augen unverändert, Font. 4 cm lang, 2 cm breit.

Zu Fall 5, 6 und 1100/18: Kind 1100/18 habe ich nur angeführt, um den großen klinischen Unterschied zwischen ihm und den beiden anderen, die weitgehende Ähnlichkeit untereinander aufweisen, zu zeigen. Vor allem besteht diese in einer doppelseitigen Optikusatrophie bei offener, nicht einmal gespannter Fontanelle und Fehlen sonstiger Drucksymptome, der auffallenden motorischen und psychischen Ruhe, dem verspäteten Eintreten der statischen Funktionen, dem Fehlen der Sprachentwicklung und endlich den im ersten

Lebenshalbjahr plötzlich und unmotiviert auftretenden Krampferscheinungen. Kind 5 bot noch insofern eine Eigentümlichkeit, als der fehlende Patellarreflex und ein nur links positiver Babinski eine gewisse Lokalisation des zugrunde liegenden Prozesses erlauben. Besonders merkwürdig aber — und ich konnte darüber in der mir zugänglichen Literatur nichts finden — war das bestehende Mißverhältnis zwischen dem Körpergewicht und der Ausbildung des Fettpolsters bei diesen Kindern.

Ich hätte dieses Verhalten nicht erwähnt, wenn nicht Bertolotti ein neues Moment in die Pathogenese des Turmschädels gebracht hätte, dessen Weiterverfolgung ich auf Grund meiner beiden Beobachtungen für ungemein wichtig erachte. Bertolotti nämlich berichtet von einer Schädigung der Glandula pituitaria bei Pyrgozephalie und behauptet, daß die Sella turcica bei dieser Krankheit „schwere Deformitäten“ aufweise[1]). Ob diese Befunde anderwärts bestätigt wurden, weiß ich nicht[2]); bei den von mir untersuchten Kindern ist leider eine Röntgenaufnahme des Schädels verabsäumt worden[3]). — Vergegenwärtigen wir uns nochmals das selbst für einen Idioten ungewöhnlich phlegmatische Temperament und die hochgradige, durch die Bewegungslosigkeit nicht voll erklärte Fettsucht, so finden wir Anklänge an die Degeneratio adiposo-genitalis, die bekanntlich hypophysär bedingt ist. Gestützt wird eine derartige Annahme weiterhin durch die Abbildung eines $13^1/_2$jährigen, „mäßig schwachsinnigen“ Mädchens mit Turmschädel „von ganz exzessiver Form“ bei Weygandt (e), das eine überaus starke Adipositas zeigt. Die bei Kind 6 festgestellte bitemporale Abblassung des Sehnerveneintrittes spricht freilich gegen eine vom Hirnanhang ausgehende Druckschädigung des Chiasmas. Doch ist gerade bei der Dystrophia adiposo-genitalis der Hintergrundsbefund nicht immer ein lehrbuchmäßiger. Der Verdacht auf eine hypophysäre Ursache wird noch weiter dadurch bestärkt, daß nach Schüller dieses Leiden zuweilen mit hochgradiger Schlafsucht und häufigen epileptischen Anfällen einhergeht. So fänden also auch die im Alter von 2 bzw. 6 Monaten aufgetretenen Krampferscheinungen ihre Erklärung. Kind 1100/18, das keine Optikusschädigung, wenigstens noch bei der Nachuntersuchung im Alter von 14 Monaten zeigte, war dauernd höchst unruhig und sowohl zur Zeit seines Anstaltsaufenthaltes als auch in letzterem Alter ganz gewaltig in Länge und Gewicht zurückgeblieben. — Nicht in einen hypophysären Symptomenkomplex paßt der ganz auffallend große Penis des Knaben 6, der geradezu als genitale Hypertrophie imponierend an eine Störung von seiten der Zirbeldrüse denken läßt. — Eine definitive Stellung zur Frage der hypophysären Genese des Turmschädels heute schon einnehmen zu wollen, ist selbstverständlich noch unmöglich; ich führe deshalb diese Befunde nur mit aller Reserve an.

---

[1]) Da mir das Original nicht zugänglich war, vermag ich nicht anzugeben, worin diese bestanden.

[2]) In einer eben erschienenen Dissertation beschreibt Jüttermann den Röntgenbefund bei einem Fall von Turmschädel. „Der ganze Schädel weist die für Turmschädel typischen Impressiones auf. Die Orbitae sind verkürzt und die Gegend der Sella turcica vertieft“ (im Original nicht gesperrt).

[3]) Nachträglich, im Juni 1920, habe ich bei Patient Nr. 5 den Schädel geröntgt; bei der Schwierigkeit schöne Bilder kindlicher Köpfe zu erzielen war ich denn schon von vornherein auf ein Mißlingen gefaßt. Die sonst gut gelungene Platte ließ denn auch in der Tat keinerlei genaue Strukturen der Basis, besonders der Gegend der Sella turcica erkennen.

5. Tuberöse Sklerose.

Keine eigenen Erfahrungen.

6. Die infantile Form der familiären amaurotischen Idiotie
(Tay-Sachs).

Die Tay-Sachssche Krankheit gilt trotz ihres klinischen Beginnes meist erst
in der zweiten Hälfte des ersten Lebensjahres allgemein als eine in der Anlage
bedingte Störung des feineren Gefüges des Zentralnervensystems. Nur Savini-
Castaneo und Savini sind meines Wissens die einzigen, die an eine endo-
krine Bedingtheit dieses rätselhaften Leidens denken.

Das Bild der familiären amaurotischen Idiotie ist ein so wohlbekanntes,
daß ein Eingehen darauf sich erübrigt. In einer vor kurzem erschienenen
Arbeit wies ich auf weitere 3 Symptome bzw. Symptomenkomplexe hin,
die ich bei 3 Fällen beobachten konnte und zwar „kehrten diese in einer solchen
Stereotypie wieder, daß wir trotz der zwar geringen Zahl unserer Fälle nicht
anstehen, heute schon diese Erscheinungen als Charakteristika der Sachs-
schen Idiotie, wenigstens in ihren letzten Stadien, anzusprechen,
worin wir auch durch die zwar spärlichen, aber gleichlautenden Ausführungen
anderer Autoren bestärkt werden.
Diese Phänomene sind:
1. (Klonisch-)tonische Streckkrämpfe der Extremitäten, die
sich in den oberen derart äußern, daß die Arme in einer sagittalen Ebene zu
beiden Seiten des Kopfes nach oben oder — in besonders typischer Weise —
nach vorne oben oder rein vorne, also am liegenden Kinde mehr oder minder
senkrecht nach aufwärts gestreckt werden;
2. Hyperästhesie im Bereich der Beine, die distalwärts sich so ver-
stärkt, daß sensible Reize am Fuß außer zu allgemeinen tonischen oder kloni-
schen Krämpfen zu Fußklonus führen und
3. Vasomotorische Störungen, die sich in Angioparalysen-Erythemen-,
Angiospasmen-Zuständen lang andauernder Kühle der Hände und Füße mit
konsekutivem Ödem- und endlich in einer Anomalie der Schweißsekretion,
in widerlichem Geruch der Ausdünstungen bestehend, kundgeben".
Als 4., scheinbar der Tay-Sachsschen Krankheit spezifisches neues Symptom füge ich hier noch eine Übererregbarkeit der peripheren Nerven
hinzu, die bei allen meinen Patienten in auffallender Stärke nachgewiesen
werden konnte.
In pathologisch-anatomischer Beziehung zeigte der eine von uns sezierte[1])
und von Prof. Bielschowsky mikroskopisch untersuchte Fall Bemerkens-
wertes. Makroskopisch fiel neben der Härte der Rinde vor allem das ungemein hohe Gewicht des Gehirns auf — 1690 g gegen 1000—1100 der Norm
in diesem Alter —, das genau ein Fünftel des Gesamtkörpergewichtes des
Kindes (8,12 kg) vier Wochen vor seinem Tode, also noch vor dem terminalen
Verfall, ausmachte. Eine abnorm harte Konsistenz des Gehirns sahen auch
Poynton sowie Savini-Castaneo und Savini. Das Gehirn des von letzteren

---

[1]) Während der Drucklegung ist auch noch ein zweites Kind gestorben, von uns seziert
und ebenfalls von Prof. B. histologisch untersucht worden. Siehe darüber später.

beschriebenen $2^2/_{12}$ Jahre alten Kindes wog 1530 g. Dieser auffällige Befund ist, wie ich schon in meiner früheren Arbeit vermutete, wohl auf die lange Dauer der Krankheit gerade dieser 3 Kinder zurückzuführen, die nur durch aufopferndste Pflege solange am Leben erhalten werden konnten. Die exzessive Neurogliawucherung, worin die Härte der untersuchten Rinde begründet war, stellt meiner Ansicht nach nur einen **Endprozeß** dar, der bei anderen zur Sektion gelangten Patienten eben wegen ihres vorzeitigen Todes nicht hatte erreicht werden können.

Außer den drei bereits veröffentlichten klassischen Fällen (s. dort die ganz ausführlichen Krankengeschichten) füge ich hier noch einen vierten (10) bei, der in manchem einen von der Norm abweichenden Verlauf bot. Eine weitere Beobachtung konnten wir noch kurz vor Abschluß dieser Arbeit machen (Fall A).

Fall 7. Marianne L. 839/14. Geb. 2. 1. 13. A. A.: 18. 11. 14—15. 1. 15. Mosaisch.

Anamn.: Z.A. d. E.: 40—27. Keine Blutsverwandtschaft; keine familiären Krankheiten. 1. Kind, 11 Jahre, völlig gesund. 2. = Pat. ausgetragen, ca. 6 Pfund schwer, doppelte Nabelschnurumschlingung um den Hals. Bis 4. Mon. angeblich völlig normal; dann von Arzt bemerkt: Kind lacht und fixiert nicht mehr, greift nicht; keine spontanen Bewegungen. Stat.: Muskul. gering, ohne Tonus. Kann nicht sitzen und stehen, Kopf haltlos. Fixiert nicht. Kopf asymmetrisch. Font. 2 × 3 cm, Nähte klaffen etwas. Pup. reagieren. Strab. conv. Pat. R. lebhaft, Achill. R. überaus stark, fast Fußklonus. Fazialisph. angedeutet, Peronäusph. sehr lebhaft. Bei Prüfung des Babinski (nicht auslösbar) Fußklonus. Bei Stechen und Kneifen der Haut zuckt Kind stark zusammen und schreit. Besonders empfindlich an Unterschenkeln und Füßen. Bei Geräuschen schrickt Kind zusammen. Während Untersuchung eigenartige Krampfanfälle: streckt beide Arme senkrecht nach oben (im Liegen). Nystagmus horiz. Zuckungen in beiden Großzehen. P. und WaR. negativ. Verlauf: 26. 11.: immer schreckhafter. L.P.: Im Bogen wasserklarer Liquor, Ablassen von 40—50 ccm. Augenspiegeluntersuchung (Dr. Moll): Beiderseits fast totale Optikusatrophie mit porzellanweißer temporaler Abblassung. An der rechten Papille ein kleiner, orangeroter Herd. **In der linken Makula eine papillengroße weiße Scheibe mit einem kirschroten Fleck im Zentrum,** völlig ähnlich einer frischen Embolie der Art. centr. retinae. 30. 11. Kind riecht widerlich. L.P.: normaler Druck, klarer Liquor. 8. 12. L.P.: 20 cm Druck. 18. 12. L.P.: 22 cm Druck. 22. 12. Zeitweises plötzliches Aufschreien. 8. 1. L.P.: 28 cm Druck, klarer Liquor. 13. 1. L.P.: 25 cm Druck. 15. 1. Ungeheilt in Anstalt entlassen, dort am 28. 4. 15. †.

Fall 8. Johanna W. 716/17. Geb. 3. 7. 16. A. A.: 7. 10. 17—1. 2. 19. (†). Mosaisch.

Anamn.: Z.A. d. E. 41—32, beide gesund, nicht blutsverwandt, keine familiären, insbes. keine Nervenkrankh. 1. u. einz. Kind, ausgetragen, normal mit ca. $4^1/_2$ Pfd. geb. Seit Ernährungsstörung im 10. Monat körperlich und geistig keine Fortschritte mehr, im Gegenteil, richtet sich nicht mehr hoch, lallt nicht mehr. Stat.: Im Gewicht zurückgeblieben; Muskulatur von gutem Tonus. Vollkommene Teilnahmslosigkeit wechselt mit unmotivierten Freudenausbrüchen ab. — Mienenspiel erloschen, reagiert in keiner Weise, fixiert nicht, greift nicht. Font. geschlossen. Pup. weit mit träger Reaktion. Extrem.: Geringe Spasmen. Reflexe gesteigert. WaR.: neg. Verl.: Augenuntersuchung (Dr. Mühsam): Augen reizlos, äußerlich normal. Pupillen (unter Homatropin) maximal erweitert, in ständiger Bewegung. Wenn in extreme Stellung geraten, werden sie mit einer merkwürdigen ruckartigen Bewegung in eine mittlere Lage zurückgebracht. Brechende Medien klar. **Papillen scharf begrenzt, milchweiß. Die Gegend der Makula wird durch eine fast runde, mattweiße Scheibe eingenommen, in deren Zentrum ein kleiner — durch Kontrastwirkung — kirschroter Fleck erscheint.** 2. 11. Kind sehr schreckhaft. 15. 11. L.P.: 60 cm Druck. 22. 12. Klonisch-tonische Krämpfe der Arme, Beine und im Gesicht. Hände dauernd in tonischer Krampfstellung. 27. 12. Krämpfe von ca. 2 Min. Dauer. 30. 12. Krämpfe von derselben Art und Dauer. Augenhintergrund (Dr. Mühsam): unverändert. 7. II. Kind apathischer. Hände in dauernder Krampfstellung. 20. 3. Tiefer Sopor. — Hände in Krampfstellung, auf Druck unempfindlich; Füße stark hyperästhetisch. Kind schreit zuweilen auf. 15. 4. Kopf wird groß. Nähte aufgelockert; leichte Dauerspasmen in den Armen und Beinen. 1. 5. Verfall. Krallenstellung beider Hände; Steifigkeit der Beine. L.P.: Druck 80 cm. 60 ccm klarer Liquor. 25. 5. Erscheinungen von Gehirndruck. Nähte, besonders des Hinterhauptes stark aufgelockert. Pupillen weit. Deutlicher Hydrozephalus (Umfang am 3. 5. 54 cm). Zuckungen in Händen. Starker Nystag. horiz. L.P.: sehr hoher Druck, ca. 80 ccm wasserklarer Liquor. 17. 9. Seit $2^1/_2$ Wochen Untertemperaturen zwischen 36,6 und 35,2°. Stat. am 20. 9.: Kopf wächst beständig, namentlich nach hinten. Font. markstückgroß. Blick starr, Pupillen reagieren nicht. Nystag. horiz. und vert. Bei Berührung der Beine sofort allgemeine klonische Zuckungen im ganzen Körper. P.R. gesteigert; Babinski links +, rechts —. Fazialisph. beiders. stark +. 15. 11. Augenspiegelbefund: Pup. scharf begrenzt, ganz weiß; die Gegend der Makula ist von derselben Farbe wie der übrige Hintergrund, der Flecken in der Mitte derselben ist matt rosa. 20. 11. Bei Berührung klonische Zuckungen. 30. 12. In den letzten Wochen sich häufende krampfhafte Zustände, jetzt 20—30 p. die, spontan sowohl wie besonders durch jegliche Reize ausgelöst. Verlauf derselben: In Armen leichte Zuckungen, dann tonischer Krampf, in dem sie zitternd senkrecht nach oben gestreckt werden. Dauer ungefähr $1/_2$ bis 2 Minuten. Hierauf Nystag. horiz. Fixiert nicht. Auf Schallreize abnorme Schreckhaftigkeit, so daß dadurch meist Krampfanfälle ausgelöst werden. Kind riecht widerlich. Schädel langgestreckt, stark asymmetrisch, linke Hälfte 2—3 cm länger. Lambdanaht zu fühlen, linker Schenkel klafft ca. $1/_2$ cm. Font. $2^1/_2$ cm breit, $3^1/_2$ lang, unter Schädelniveau, gut gespannt. Pup. max. erweitert, völlig lichtstarr. 7. 1. Körpertemp. in letzten Wochen zwischen 36,4 u. 35,5°. 28. 1. Untertemp. Mittags 34,9. Krämpfe noch häufiger. Pat.-R. nicht auslösbar. Bei Bestreichen der Fußsohle gerät das Bein, besonders der Fuß in heftigste klonische Zuckungen, Babinski dabei positiv. Fußklonus ungemein heftig und langdauernd. Oppenheim negativ; Bauchdeckenreflex vorhanden. Kein Kernig. Fazialisph. im Augenanteil deutlich +. Achill.-R. nicht auslösbar. 1. 2. Exitus unter den Erscheinungen einer Bronchopneumonie. Sekt. (Dr. Ylppö) (Nur die des Schädels gestattet): Schädel unförmig groß, asymmetrisch. Schädeldach allein wiegt 230 g. Knochen hart, nicht verdickt. Das Gehirn auffallend groß, **1690** (!) g. Pia überall grau, trübe, in den Sulci verdickt, bis 3 mm stark. Die Gehirnsubstanz merkwürdig hart, geradezu holzig. Auf Schnitt zeigt sich die harte Beschaffenheit lediglich auf Rinde beschränkt. Diese ca. 3 mm dick, makroskopisch auffallend blaß geht nach innen zu allmählich in eine weiche, glasig-schleimige Marksubstanz über. Kleinhirn ebenfalls auffallend holzig; Marksubstanz nicht erweicht. Seitenventrikel nur gering dilatiert. (Das ganze Gehirn wird an das neuro-biolog. Institut (Prof. Bielschowsky) zwecks histol. Untersuchung gesandt.) Bericht des Prof. Bielschowsky (im Auszug): „Es findet sich neben der schon makroskopisch diagnostizierten Aplasie des Markkörpers beider Großhirnhemisphären (Aplasia corticalis congenita) und der exzessiven Kleinhirnsklerose die über das ganze Zentralorgan ausgedehnte schwere Ganglienzellenerkrankung, wie sie charakteristisch für amaur. Idiotie ist. Auch hinsichtlich dieses Zellprozesses zeigt der Fall gewisse Eigentümlichkeiten, welche noch nicht bekannt sind. Sehr bemerkenswert ist eine enorme Ersatzwucherung der gliösen Rindenelemente, welche zu einer ganz ungewöhnlichen Verdichtung der Rindensubstanz geführt hat. In dieser sklerosierten Rinde machen sich an vielen Stellen die Zeichen eines spongiösen Schwundes bemerkbar."[1]

Fall 9. Werner H. 77/19. Geb. 1. 2. 18. A. A.: 23. 4. 19—5. 6. 20 (†). Mosaisch.

Anamn.: Z.A. d. E.: 27—28. Mutter immer schon sehr nervös, zur Zeit offene Tbc. — Vater des Vaters und Mutter der Mutter Geschwister. Keine familiären, insbes. neuro- oder psychopathischen Leiden. 1. Kind $2^1/_4$ J., gesund. 2. = Pat. Geb.: ausgetragen, normal, Gew. ca. 2000 g. Seit Ende des 1. Lebensjahres Kind

---

[1] Eben von **Prof. B.** ausführlich veröffentlicht in Journ. f. Psych. u. Neurol. **26**, 123, 1921.

auffallend ruhig, weint nie, greift nicht, kann nicht sitzen, nachdem es mit 9 Monaten schon Kopf gehoben und sich aufzusetzen versucht hatte. Stat.: Etwas zurückgebliebenes Kind. Muskulatur an Oberschenkeln von normalem Tonus, sonst sehr schlaff. Sitzt und steht nicht. Beim Aufrichten fällt Kopf schlaff zurück. Psychische Funktionen insgesamt stark zurückgeblieben. Fixiert manchmal etwas, aber nur für wenige Sekunden. Pup. reagieren langsam und wenig ausgiebig, l > r. Pat.-R. normal; sonst keine Refl. auslösbar. Beim Händeklatschen schrickt Kind sehr zusammen. Geschmacksprüfung: Chinin und Zucker ohne Zeichen des Wohl- oder Unbehagens angenommen. — Kryptorchismus. Verl.: 24. 4.   L.P.: Druck 44 cm, ca. 25 ccm wasserklarer Liquor. Heute gelacht und für kurze Zeit fixiert. 30. 4. L.P.: 2 ccm Liquor. WaR. in Blut und Liquor negativ. 3. 5. Augenspiegeluntersuchung (Dr. Mühsam): Rechte Pupille kleiner als linke, beide lichtstarr. Auffallend seltener Lidschlag. Keine Reaktion auf Gesichts- oder Lichteindrücke. Der Augenspiegel zeigt **beiderseits symmetrisch in der Netzhautmitte einen ovalen weißen Fleck mit rotem Mittelpunkt. Papillen scharf begrenzt, leicht abgeblaßt.** 28. 5. L.P.: Druck 27 cm. Liquor klar. 5. 6. Am linken Unterarm intensives Erythem. 6. 6. Vom gestrigen Erythem nichts mehr zu sehen. 7. 6. Heute am rechten Arm ein dem von vorgestern am linken völlig analoges Erythem. 9. 6. Erythem spurlos verschwunden. 17. 6. L.P.: 30—35 cm Druck, ca. 10—15 ccm wasserklarer Liquor. 27. 6. Seit Anfang Juni Temperatursteigerung. Mittelgroßer steriler Erguß in rechter Brustseite. P.: intensiv positiv. Unterschenkel mit Füßen und Hände eiskalt. Manchmal, völlig spontan, streckt Kind die Arme in tonischem Krampfe senkrecht nach aufwärts. Stark gerötete Wangen. Erythem an beiden Oberschenkeln. Bei schmerzhaften Berührungen streckt es die Arme krampfhaft senkrecht in die Höhe, dabei kurzdauernde klonische Zuckungen. Gesichtsempfindung scheint vorhanden zu sein. Linke Pup. 5, die rechte 3$^1/_2$ mm im Durchmesser. Bei Belichtung kontrahieren sich beide, jedoch sehr langsam und nur höchstens um 1 mm. Bei Reizen kurzdauernder vertik. Nystagmus. Herztätigkeit fast an 200. Pat.-R. nicht auslösbar, ebenso Achill.-R. Bei Bestreichen der Fußsohle Fußklonus; Babinski negativ. Fußklonus links nur angedeutet, rechts überaus stark. Kein Oppenheim. Bei passiven Bewegungen in den Fußgelenken großer Widerstand. Bei leiser Berührung des Fußrückens mit Nadel treten klonische Krämpfe im ganzen Bein auf. Derselbe geringe Reiz führt von anderen Körperstellen aus nicht zu ähnlichen Anfällen. Vom Unterschenkel ist es durch stärkeres Stechen ebenfalls möglich Spasmen hervorzurufen. Erhöhte Empfindlichkeit gegen akustische Reize und zwar nur gegen den ersten Schallreiz. 4. 7. Hände und Füße eiskalt. Schwach süß-säuerlicher Hautgeruch. 15. 7. Hände und Füße warm, erstere ödematös. Die Pup. ziemlich eng. Babinski rechts und links negativ, bei Bestreichen der Fußsohle leichter Fußklonus. Pat.-R. nicht auslösbar. Bei Beklopfen der Achillessehnen beiders. feinschlägiger Fußklonus. Starker Dermographism. Fazialisphän. + + +. 17. 7. Beim Klatschen in die Hände typische Anfälle von Streckkrämpfen der Arme, jedoch nur auf den jeweils ersten Schallreiz und nur von kurzer Dauer, ca. 5 Sek. 9. 9. Bei starken akustischen Reizen oder bei Stechen in Fußrücken oder -Sohle die bekannten Streckkrämpfe in den Armen. Vom Unterschenkel diese kaum, vom übrigen Körper gar nicht auslösbar. Dabei kein Fußklonus, dieser auch sonst nicht auslösbar. Eiskalte Hände und Füße. Pat.-R. r. + + +, l. +. Kein Babinski, stärkstes Fazialisphän. Sehr fader Geruch des Kindes. 11. 10. Augen auch im Schlaf nicht ganz geschlossen. Grobschlägiger Nystag. horiz. und zwar bei rechter Kopflage nach links und umgekehrt. Stärkste Hyperakusis, dabei die typische Armstreckung senkrecht nach oben. Linke Schädelseite erheblich größer. Font. fingerkuppengroß, stark gespannt. Fazialisphän. sehr stark. 25. 3. Stat.: Liegt dauernd teilnahmslos auf rechter Körperseite. Nie Zeichen irgend einer geistigen Funktion. Kopfumfang 49 cm. Linke Hälfte ca. 1$^1/_2$ cm länger als rechte. Font. 5×4 cm, normal gespannt. Pup. weit, reagieren nicht. Konjunktival- und Korneairreflexe vorhanden. Keine Tränensekretion beim Weinen. Herzgrenzen normal, Töne leise. Hände und Füße blaurot verfärbt, eiskalt. — Reagiert auf akustische Reize mit Streckkrämpfen in den Extremitäten, wobei die Arme schräg aufwärts gehalten werden. Starker Dermographismus. Schreit nach Kneifen, an diesen Stellen bilden sich Quaddeln. Pat.-R. u. Achillessehnenr. gesteigert. Fazialisphän. + + + Peronäusph. 0. Bauchdeckenr. +, Babinski gering +. Magnussche Reflexe vorhanden. — Die Streckkrämpfe enden oft so, daß Kind in arc de cercle-Haltung auf Schultern und Fersen kurz verharrt, dann zusammensinkt. Diese Streckkrämpfe verlaufen unter großer allgemeiner Unruhe, beschleunigter Atmung, frequenter Herztätigkeit u. horiz. u. vertik. Nystagmus. 9. 4. Elektr. Untersuchung: K.S.Z. 2,8; K.Ö.Z. $>$5; A.S.Z. $>$5; A.Ö.Z. $>$5 M.-Amp. Vom 20.—28. 4. Untertemperaturen bis 35⁰ um 35,8⁰ als Mittel. 2. 5. Heute, mit $2^{1}/_{4}$ Jahren, 75,5 cm lang, 7200 g schwer. Ohne weitere besondere Erscheinungen von seiten des Nervensystems Exitus am 5. 6. 20 unter den Erscheinungen einer Bronchopneumonie. — Sektion (Prof. Bielschowsky) (im Auszug): Thymus: 2 cm breit, 4 cm lang, 6 g schwer. Thyreoidea klein, 3 g schwer. Alte Pleuritis. Zahlreiche bronchopneumonische Herde rechts. Milz groß: 8×5×3 cm, 42 g schwer. Leber: groß, sehr hart, 424 g. Nebennieren auffallend groß, zu einer Membran verdünnt. Makroskopisch hat es den Anschein, als ob die Marksubstanz geschrumpft wäre; ca. 2 g. Nieren verfettet. Hoden weich, von annähernd normaler Größe. — Schädeldecken dünn und weich, sämtliche Nähte klaffen. Bei Eröffnung der Schädelhöhle fließen ca. 150 ccm klarer Liquor ab. Pia in der Nähe der Mantelkante, bes. im Bereich des Stirnlappens getrübt und diffus verdickt. Im Stirnlappenbereich klaffen die Furchen nach Entfernung der Pia. Die normal angelegten Windungszüge sind verschmälert. Für den tastenden Finger ist die Substanz überall außergewöhnlich hart. Gehirngewicht 1115 g (Gew. d. Kindes am Todestag 6750). Nach Herausnahme sieht man, daß bes. die beiden Stirnlappen erheblich an Volumen eingebüßt haben. Im Gebiet des Parietal- und Okzipitallappens keine größeren Schrumpfungen. Auch das Kleinhirn, das seiner Größe und Form nach normal erscheint, fühlt sich ganz ungewöhnlich hart an. — Optici dünn, auf dem Querschnitt im Zentrum eine rötlich-graue Partie. — Hypophyse von annähernd normaler Größe. — Im Rückenmark grau-rote Verfärbung der Seitenstränge. — Histologischer Befund nach Mitteilung von Prof. Bielschowsky: „Das Wichtigste ist, daß die Diagnose amaur. Idiotie durch die mikroskopische Betrachtung verifiziert worden ist. Im ganzen Zentralnervensystem und in den Ganglienzellen des Sympathikus fand sich der Schaffersche Zellprozeß in ausgeprägter Form. Ungewöhnlich an dem erhobenen Befund ist die Tatsache, daß auch ein sehr starker quantitativer Ganglienausfall in allen Gebieten der Großhirnrinde stattgefunden hat und daß auch eine sehr beträchtliche Gliaproliferation, welche mit der Bildung massenhafter großer und plasmareicher Gliazellen einhergeht, besteht. Das Mark der Hemisphäre ist außergewöhnlich arm an myelinhaltigen Nervenfasern. Wenn auch dieser Fall hinter dem Fall W. (Nr. 8) etwas zurücksteht, so ist doch auch hier der Markmangel ein recht hochgradiger, so daß bei Anwendung der Weigertschen Markscheidenfärbung die Markkegel der Windungen und das Zentralmark fast farblos erscheinen. Das Kleinhirn verhält sich ähnlich wie im Fall W. In der Rinde des Wurms und der Hemisphären sind die nervösen Parenchymbestandteile fast gänzlich ausgefallen. Von den Purkinjeschen Zellen finden sich nur äußerst dürftige Reste. Die kortikopetale Faserung (Moos- und Kletterfasern) fehlt. Von den spezifischen Elementen der Körnerschicht sind auch nur geringe Reste vorhanden. Die Gliaproliferation in der Rinde ist eine so enorme, daß man von einer vollkommenen Verfilzung der einzelnen Schichten sprechen kann. Was die endokrinen Organe angeht, so ist ein handgreiflicher Befund eigentlich nur an der Thyreoidea nachweisbar, welche das Bild der Kolloidstruma bietet. Als Kuriosität, welche aber für die Ätiologie bedeutungslos ist, wäre zu erwähnen, daß in dem Gewebe der Thymusdrüse kleine Inseln von Parathyreoidsubstanz eingelagert sind. In dem Thymusgewebe ist auch eine tuberkulös veränderte Lymphdrüse eingelagert gewesen. Milz, Nebenniere und Hypophyse sind ohne wesentliche Veränderungen. An der Hypophyse ist allerdings auffallend, daß der nervöse hintere Anteil nur äußerst dürftig entwickelt ist. An den Nieren bestehen Zeichen einer Schwellung und fettigen Metamorphose der Epithelien in den gewundenen Harnkanälchen."

Fall 10. Hans Z. 1070/13. Geb. 8. 9. 13. A. A.: 28. 2. 14—7. 9. 16. (†). Mosaisch.

Anamn.: Z.A. d. E.: 34—38. Nicht blutsverwandt. Mutter angeblich hysterisch. Keine hereditäre Belastung nachweisbar. 2 Aborte, 1. Kind 14 J., gesund, 2. = Pat. 8-Monatskind, in Steißlage geb. mit 2400 g. Wird als gesundes (!) Pflegekind gebracht. — Stat.: Für eine Frühgeburt kräftiges Kind. Muskulatur schlaff, bes. in d. unt. Extrem., Kopf kann nicht gehalten werden. Beine manchmal in leicht tonischem Krampfzustand. Pup. sehr eng, reagieren sehr träge, Strabism. diverg. Fixiert mangelhaft. — Kryptorchismus. Verl.: 9. 3. Augenhintergrund (Prof. Helborn): L. Pap. u. Peripherie völlig normal; r. Pap. normal, Retina mit Einschluß der Makula ohne Pigmentherde u. Hämorrhagien, dagegen ziehen durch die Makula mehrere scheinbar sklerotisierte Gefäße (Transsudat?). 28. 3. Starke Spasmen in Beinen. Pat.-R. sehr lebhaft. 30. 3. Augenhintergrund(Prof. Helborn): Pup. reagieren beiderseits sehr träge. Rechts beginnende Makularatrophie, sonst wie am 9. d. M. 5. 6. Klon.-ton. Krämpfe in Armen und mimischer Muskulatur. Spasmen in Beinen. 8. 8. Pup. reagieren kaum. 28. 10. Pup. reagieren jetzt prompt. Kind erkennt seine Pflegerin, lacht sie an. 9. 11. Augenhintergrund (Dr. Moll): Befund im wesentlichen wie am 9. 3. Pap. beiderseits normal, rechts zentrale Retinitis. 23. 3. 15. Bei Berührung des Leibes lautes Lachen des Kindes. Asymmetrischer Gehirnschädel. Pat.-, Achill.-, Bauchdecken-Refl. sehr lebhaft. Kein Chvostek, Babinski und Oppenheim. Kann Kopf nicht halten. Häufig ton. Krämpfe in Armen, dabei senkrecht nach aufwärts Strecken derselben. Berührung der Lendengegend ruft starke Abwehrbewegungen hervor, dabei lacht Kind laut. Auf Schmerzreize prompte Reaktion; ob Geschmacksempfindung vorhanden, nicht zu entscheiden. Häufig flüchtige Erytheme ohne ersichtliche Ursache. Geistig, außer Anlachen bekannter Personen, keinerlei Regungen. 29. 9. In letzter Zeit wieder sehr gehäufte Krampfanfälle; Arme werden in Abduktionsstellung mit geballten und im Handgelenk gebeugten Fäusten steif gehalten. Starker Nystagm. 10. 1. 16. Einzige Äußerung des Kindes ist Lachen und zwar bei allen nicht schmerzhaften Reizen. 8. 6. Seit 3 Wochen gehäufte Krämpfe. 14. 7. Krämpfe jetzt fast andauernd. Trinkt nicht mehr, essen aber noch möglich. 7. 9. Plötzlicher Exitus, nachdem in letzten Wochen Krämpfe immer zahlreicher geworden sind. P.: dauernd neg. WaR.: 5 mal neg. (2 mal aus Blut, 3 mal aus Liquor). — Keine Sektion.

Nachtrag: Kurz vor Abschluß dieser Arbeit hatte ich Gelegenheit noch einen weiteren Fall von Tay-Sachsscher Krankheit kürzere Zeit zu beobachten:

Fall A. Werner N. 46/20. Geb. 9. 12. 18. A. A.: 12.—13. 4. 20. Mosaisch.

Anamn.: Z.A. d. E.: 36—38. Nicht blutsverwandt. Vater vor 20 Jahren Lungenspitzenkatarrh, Geschwister des Vaters an Tbc. gestorben. Mutter vor 6 Jahren Blasenmole. 1. Kind $2^3/_4$ J., ganz gesund. 2. = Pat. Schwangerschaft und Geburt normal. Ausgetragen, ca. 3600 g schwer. — Mit 6 Mon. „Stimmritzenkrampf". Hatte sich bis dahin ganz normal entwickelt. Allmählich vermochte es nicht mehr zu sitzen, bewegte sich nicht mehr. Kopf kann nicht mehr gehalten und gehoben werden, fixiert und greift nicht mehr. Jetzt kann Kind gar nicht mehr laufen, während es schon mit 10 Monaten die Beine aufstellte. Gibt keine Laute mehr von sich, lacht nur, wenn man sich intensiv mit ihm beschäftigt. Wenn es schlecht liegt, verdreht es die Augen und **streckt die Arme krampfartig nach oben.** Im allgemeinen ist Kind sehr ruhig, hat Appetit, weint, wenn hungrig, ist noch leidlich sauber. Reagiert auf Anruf, rollt dabei die Augen. Sehr empfindlich gegen Geräusche. — Stat.: Langes, etwas untergewichtiges Kind. Geringe, schlaffe Muskulatur. Font. zu. Fixiert nicht; Pup. l > r. Beiderseitiger Kryptorchismus. Vollkommen teilnahmslos. Sehnenreflexe sehr lebhaft, Bauchdeckenrefl. fehlt. Babinski und Oppenheim ++, Dauer-Babinski angedeutet. Starke mechan. **Übererregbarkeit der Muskulatur,** bei Klopfen auf den Musc. pect. Zuckungen im ganzen Arm. — Bei Drehung des Kopfes nach der Seite kurzdauernde Streckkrämpfe des Armes auf der „Kieferseite" („Halsreflex" nach Magnus). — Verl.: 13. 4. Augenspiegelbefund (Dr. Mühsam): „Augen reizlos, bewegen sich unstet hin und her ohne zu fixieren, rechtes Auge dabei zuweilen in leichter Konvergenzstellung. Linke Pup. etwas weiter als rechte, beide reagieren prompt auf Lichteinfall und bei zufälliger Konvergenz. Brechende Medien klar. **Die Mitte des Hintergrundes ist eingenommen von einer roten, $1^1/_2$ papillengroßen graublauen Scheibe, in deren Mittelpunkt sich ein grellroter Fleck befindet.** Diese Veränderung ist beiderseits symmetrisch angeordnet. Beide Pap. sind abgeblaßt bei scharfer Begrenzung. Gefäßanordnung und Füllung regelmäßig." Röntgenaufnahme des Schädels (Sella turcica) o. B. P.: —; WaR.: —. — Ungeheilt entlassen. Im Sommer 1920 gest.

Zu Fall 7, 8, 9, 10 und A: Bei Kind 10 wurde leider in den späteren Stadien der Krankheit keine Augenspiegeluntersuchung mehr vorgenommen. Es kann darum also nicht als sicher angenommen werden, daß das Gesehene die Anfänge einer spezifischen Makularveränderung waren, so wahrscheinlich mich dies auch dünkt. Ungewöhnlich und meines Wissens noch nicht beschrieben war bei diesem Falle ferner die deutliche Remission, die im

Oktober 1914 beobachtet wurde. Hingegen ist das „explosive", das Zwangslachen, das bei jedem beliebigen Reiz auftrat, aber bei den 4 anderen Kindern vermißt wurde, seit Falkenheim bekannt. Das von mir aufgestellte Symptomentrias war bei 7, 8, 9 und 10 in einwandfreier Weise vorhanden, bei Kind A, bei dem die Krankheit noch nicht so weit fortgeschritten war, zeigte sich wenigstens das von mir beschriebene Hochstrecken der Arme im Krampfanfall. Eine weitere noch nicht bekannte Besonderheit der familiären amaurotischen Idiotie scheint ferner die in positivem Fazialis- bzw. Peronäusphänomen sich äußernde Übererregbarkeit der peripheren Nerven zu sein, die bei allen 5 Patienten nachgewiesen werden konnte. Endlich zeigten die beiden letzten (die 3 früheren wurden nicht daraufhin untersucht) den von Magnus beschriebenen „Halsreflex".

Über die Ätiologie der infantilen Form der familiären amaurotischen Idiotie sind vielerlei Hypothesen aufgestellt worden; das einzig Sichere aber ist die Tatsache, daß wohl ausnahmslos nur Kinder jüdischer Abstammung von ihr befallen werden. Die wenigen gegenteiligen Mitteilungen halte ich deshalb nicht für stichhaltig, weil in keinem dieser Fälle, soweit ich die Literatur kenne, ausdrücklich die jüdische Rasse (nicht Religion) als sicher ausgeschlossen bezeichnet wird (Mischehen!)[1]. — Klosenberg will die familiäre amaurotische Idiotie nur bei Angehörigen von in schlechtesten sozialen Verhältnissen lebenden Familien gefunden haben; meine 5 Patienten aber stammten insgesamt aus recht, vielleicht sogar sehr wohlhabenden Kreisen. — Der familiäre Zug war nicht so konstant als der Rassezug, wobei aber nicht verhehlt werden darf, daß diese 5 Elternpaare zusammen bis jetzt nur 9 Kinder hervorgebracht haben. — Von neuro- und psychopathischer Belastung konnte außer der „Hysterie" einer der Mütter nichts eruiert werden. Blutsverwandt — Geschwisterkinder — waren die Eltern von Fall 9. — Endlich möchte ich noch in Erinnerung des im I. Teil über die Häufung der Hypoplastiker unter den Idioten Gesagten darauf aufmerksam machen, daß die Geburtsgewichte der vier ausgetragenen Kinder 7, 8, 9 nur ca. 3000, ca. 2250 und ca. 2000 g betrugen und nur A allein mehr, 3660 g, wog. — Worin letzten Endes die Ursache der familiären amaurotischen Idiotie zu suchen ist, liegt immer noch in tiefstem Dunkel. „In Ermangelung etwas Besseren" — schrieb ich damals — „ist also einstweilen noch die Edingersche Aufbrauchtheorie als einzige Möglichkeit einer Erklärung anzusehen".

7. Idiotie als Begleiterscheinung verschiedener Erkrankungen des Nervensystems („Begleitidiotien").

Bei der Durchsicht der Kasuistik der sogenannten familiär-hereditären Nerven- und Muskelerkrankungen, wie der anderer Affektionen des Zentralorganes, die das früheste Kindesalter betreffen, fällt die große Anzahl jener Individuen auf, die auch psychisch eine weitgehende Schädigung erlitten haben. Zum Teil erklärt sich dieser Defekt wohl aus der häufig bestehenden Unfähigkeit der Fortbewegung, wodurch es dem Kinde unmöglich gemacht wird seinem Lern- und Entdeckungstrieb nachzugehen. Die Prognose ist hier bei

---

[1]) Eine neue Arbeit von v. Starck veranlaßt mich doch meine obige Annahme zu mildern. Es handelte sich bei v. Starck um eine baltische Adelsfamilie ohne jeglichen jüdischen Einschlag, in der von 5 Kindern die 3 Mädchen an typ. f. a. I. erkrankten und starben. — Es lag aber Verwandtenehe und durch längere Zeit dauernde Inzucht beider elterlichen Familien vor.

richtiger Erziehung eine absolut gute, wie ich schon bei Gelegenheit der durch Rachitis bedingten „Idiotie" ausgeführt habe. Bei einer anderen Gruppe, zu der vor allem die zerebralen Diplegien gehören, sind, wie später ausführlich behandelt werden soll, Intelligenzdefekt und Motilitätsstörung als aus einer Quelle stammend anzusprechen. Eine dritte Kategorie von Kindern aber ist psychisch irreparabel schwer geschädigt, ohne daß ähnliche pathologische Prozesse anzunehmen sind, wie sie z. B. der vorigen zugrunde liegen. Ich nenne diese Form von Schwachsinn deshalb „Begleitidiotie".

Unter meinem Material waren 2 Kinder, die hierher gehören und von denen das eine an klassischer Myatonia cong. Oppenheim, das andere an einer Kombination dieser mit früh-infantiler spinaler progressiver Muskelatrophie (Werdnig-Hoffmann) litt. In der Literatur fand ich die Intelligenzentwicklung bei der Oppenheimschen Krankheit, wenn überhaupt erwähnt, als „normal" (Cassirer), „ungestört" [Ziehen (b)], „meist normal" (Duthoit) oder „kaum verzögert" (Tobler) angegeben. Nur der 12 monatige Säugling Bienfaits zeigte eine deutliche Rückständigkeit. Auch drei weitere in unserem Hause behandelte Kinder [233/15, von Ylppö in anderem Zusammenhang veröffentlicht, 902/11 und 85/14] waren geistig normal. — Diesen seltenen Befund einer geistigen Schädigung kann ich mir nur so erklären, daß manche Myatonie bei Idioten als solche übersehen oder die Schlaffheit der Muskulatur und die Bewegungsunfähigkeit als durch Rachitis bedingt gehalten werden. Vielleicht erscheint so, zum Teil wenigstens, die üblich angenommene Rolle der Rachitis in der Genese des Schwachsinns erklärlicher.

Über die Ätiologie der Oppenheimschen Krankheit ist nichts bekannt; nach Jendrassik ist dies ein Hinweis auf einen hereditären Ursprung des Leidens. Eine weitere Eigentümlichkeit beruht auch darin, daß die Mütter von Myatonikern nur selten lebensfähige Kinder bekommen und Aborte, Früh- und Totgeburten in auffallender Anzahl beobachtet werden. Ich konnte dies auch bei meinen fünf Fällen — Tabelle II — bestätigt finden, was mir ebenfalls für einen hereditär-familiären Einschlag zu sprechen scheint.

Tabelle II.

	Zahl der Schwangerschaften	davon: Aborte	Früh- geburten	tot- geboren	gestorben	leben
Fall 11	6	1	·/.	·/.	2	3
„ 12	1	·/.	1	·/.	1	·/.
Nr. 902/11	4	?	?	?	3	1
„ 85/14	1	·/.	·/.	·/.	1	·/.
„ 233/15	5	1	·/.	·/.	4	·/.
	17	2	1		11	4

Blutsverwandtschaft der Eltern finde ich nirgends als ätiologischen Faktor angegeben. Bei den beiden imbezillen Kindern aber — und nur bei ihnen — lag diese vor und zwar waren die Eltern von Fall 11 Geschwisterkinder, die von 12 Onkel und Nichte. Inwieweit dieser Umstand hier ursächlich für den Schwachsinn in Frage kommt, läßt sich selbstverständlich nicht sagen. — Ob die jüdische Rasse zur Myatonie ein größeres Kontingent stellt, ist unbekannt, bei mir gehörten ihr zwei von fünf an. — Dem Alter der Eltern, ähnlich wie beim Mongolismus, scheint keine Bedeutung zuzukommen. (Die Zahlen sind: 27/26, 46/32, 38/33, 29/24 und 36/42; Durchschnitt $35^1/_5$/$31^2/_5$ Jahre bei der Zeugung des betreffenden Kindes.)

Bei der unklaren Ätiologie und der relativen Seltenheit dieser Erkrankung glaube ich die drei eigentlich nicht zum Thema gehörigen Kinder in der Zusammenfassung teilweise mit heranziehen zu müssen. Eine Wiedergabe der Krankengeschichten derselben aber kann unterbleiben.

Fall 11. Toni J. 12/1911. Geb. 25. 9. 09. A. A.: 6.—19. 4. 11.

Anamn.: Z.A. d. E.: 28—26. Beide Geschwisterkinder. Kind in Samoa konzipiert, in Europa geboren. 2. Kind von 5 ausgetragenen und einer Fehlgeburt; eines gestorben, die anderen leben und sind gesund. Ausgetragen, Zangengeb., ca. 4750 g. Entwickelte sich sehr mangelhaft. Bis zum 15. Monat obstipiert. Hat immer gut gehört, jedoch erst mit 9 Monaten zu fixieren begonnen; immer auffallend ruhig, weint fast nie. — Stat.: Fettpolster gut entwickelt, Muskulatur einschließlich der mimischen völlig schlaff. Liegt beständig auf dem Rücken, Arme und Beine fallen nach Emporheben schlaff herab. Macht kaum je spontane Bewegungen mit Armen und Beinen, steckt aber doch die Finger in den Mund. Absoluter Idiot; weint selten und dann nur mit leiser Stimme, lacht nie, fixiert nicht, hört aber. — Font. 4 × 3 cm, über Schädelniveau, pulsierend. Pup. reagieren. Keine Zähne. Leib aufgetrieben, weich, Rektusdiastase. Keine Zeichen von Rachitis oder Lues. Keine Muskel- oder Sehnenreflexe auslösbar. Auf Schmerzreize reagiert es mit kurzdauerndem Weinen, macht aber keine Abwehrbewegungen. Elektr. Erregbarkeit am Nerv deutlich herabgesetzt (K.S.Z. erst bei 3 MA). — Im September 1911 in Anstalt †.

Fall 12. Ludwig R. 57 u. 819/15. Geb. 8. 4. 15. A. A.: 22. 4.—14. 7. 15 und 14. 12. 15—6. 5. 16.

1. Aufnahme: Anamn.: Z.A. d. E. 46—32, sind Onkel und Nichte. 1. und einziges Kind. Schwangerschaft normal, ohne bekannten Grund spont. Frühgeburt im 8. Monat, ca. 2500 g. Aufgenommen wegen rechtsseitiger Parotitis, der sich eine linksseitige anschloß. — Stat.: Elende, abgemagerte Frühgeb. Überaus schlaff, wimmert mit leiser Stimme. Beine auswärts rotiert, ohne Tonus, in den Gelenken überbeugbar. Bei Entlassung mit 3 Monat. noch ganz schlaff. — 2. Aufnahme: Trotz Amme in Zwischenzeit schlecht entwickelt (4140 g), sehr apathisch, große Muskelschwäche, kann Kopf nicht heben. — Stat.: Muskulatur und Fettpolster sehr schlaff. Macht schwer idiotischen Eindruck, fixiert nicht; ob Kind überhaupt sieht und hört, ist nicht festzustellen. Pup. reagieren langsam. Strabismus conv. Auffallend lange Finger und Zehen. Erstere können stark überextendiert werden. Macht ungeschickte ausfahrende Bewegungen. P.: neg., WaR: neg. — Verl.: 8. 3. Liegt dauernd apathisch auf dem Rücken. Seitenlage unmöglich; die einzige Bewegung, die es macht, besteht in Kratzen mit den an die Oberschenkel angelegten Fingern sowie in Beugen und Strecken der Beine im Hüftgelenk, was mit eigentümlichem Schleudern geschieht. Dies wiederholt es fortwährend, solange man es frei liegen läßt. — Oberlider hängen schlaff halb herab. Pup. reagieren, fixiert nicht. Jede Defäkation dauert ungemein lange, wobei die geformten Fäzes lange halbentleert im After stecken bleiben. Elektr. Erregbarkeit herabgesetzt: K.S.Z. am Peronäus 4 MA, am Fazialis 7 MA, K.Ö.Z. bei 10 MA noch nicht auszulösen. Schmerzempfindungsleitung deutlich verlangsamt. Bei sensiblen Reizen keine Abwehrbewegungen, beruhigt sich sehr schnell. — 6. 5. Ganz schlaff, Kopf kann nicht gehalten werden. In den Beinen immer noch die oben beschriebenen schleudernden Bewegungen. Arme liegen meist zu beiden Seiten des Leibes, nur die Finger machen ständig kratzende Bewegungen. Beim Hochheben des Kindes werden die Beine nur einen kurzen Moment angezogen, fallen aber sofort wieder kraftlos herab und werden noch ein paarmal schleudernd hin- und herbewegt. — Font. 3 × 3 cm, normal gespannt. Pup. reagieren langsam und unvollständig; fixiert nicht. Von einer Bauchmuskulatur ist kaum etwas zu fühlen. Leib aufgetrieben, Darm zeichnet sich deutlich durch die Decken ab. Schmerzempfindung deutlich vorhanden, Leitung sehr stark verlangsamt. Auskunft vom Juli 19: Kann nicht einmal sitzen, spricht nicht. Geistes-

zustand wie der eines einjährigen Kindes. Greift manchmal nach Gegenständen. Meist ruhig, manchmal etwas lebhafter. Hört, wacht sogar sehr leicht auf. Nie Krämpfe. Beine auffallend dünn. Muß gefüttert werden und nimmt nur Milch und Breie. — Bericht vom Juni 20: Wohl und munter, geistig unverändert.

Zu Fall 11 und 12: Diagnostische Schwierigkeit bot nur Kind 12. Für Myatonie typisch sind: die angeborene Muskelschlaffheit, die Verteilung der Bewegungsstörungen, die in erster Linie die unteren Extremitäten befallen, die Herabsetzung der elektrischen Erregbarkeit und das Erhaltensein der Sensibilität. Die sichtbare Muskelatrophie dagegen, besonders die der Bauchdecken, worauf wohl die Schwierigkeit der Defäkation beruhte, da der Sphinkter normal funktionierte, sowie auch die allgemeine Prostration gehören zum Bilde der frühinfantilen spinalen progressiven Muskelatrophie (Werdnig-Hoffmann). Loetsch hat eine ganz analoge Beobachtung (Nr. 5) veröffentlicht, wie überhaupt derartige Mischfälle nicht allzu selten vorzukommen scheinen[1]. Da nach Reuß bei der Myatonie „nach den histologischen Befunden es sich entweder um eine Form spinaler Muskelatrophie (Rothmann), eine der Werdnig-Hoffmannschen familiären Muskelatrophie verwandten Erkrankung, oder um eine fötale Poliomyelitis (Marburg)" handelt, sind weitere derartige Mitteilungen von hoher theoretischer Bedeutung, denn damit würde die bisher geleugnete Annahme, daß die Oppenheimsche Erkrankung doch zu den familiär-hereditären gehört, sehr an Wahrscheinlichkeit gewinnen.

Noch ein paar klinische, die Myatonie überhaupt betreffende Bemerkungen. Cassirer gibt an, daß in der großen Mehrzahl der Fälle die Gesichts-, Gaumen- und Schlundmuskulatur intakt bleibt. Bei allen 5 Kindern ist aber übereinstimmend in den Krankengeschichten vermerkt, daß Weinen nur überaus selten beobachtet wurde, wenn aber, dann glich es mehr einem kraftlosen Wimmern. Lautes Schreien wurde nie gehört. Versuchte man durch äußere Reize Weinen hervorzubringen, so gelang dies nur verhältnismäßig schwer und hörte sofort wieder auf, so daß man den Eindruck gewann, als ob die Innervation der entsprechenden Muskelgruppen schwer fiele. Dasselbe gilt auch vom Lachen. Nur bei Kind 233/15 ist dies erwähnt, bei allen anderen aber ausdrücklich als fehlend angegeben. Es scheint somit also doch, daß auch die mimische Muskulatur an dem allgemeinen Prozeß teilnimmt, wofür auch die relative Ptose bei Kind 12 spricht. Obwohl die Oberlider völlig geöffnet werden konnten, hingen sie meist schlaff halb über den Bulbus herab. Die eigentümlich schleudernden Bewegungen in den unteren Extremitäten bei diesem Patienten sind wohl auf ein stärkeres Ergriffensein der Beuger als der Strecker zu beziehen. Nicht beschrieben weder bei Myatonie, noch beim Werdnig-Hoffmann ist eine Verlängerung der Schmerzleitungsdauer, wie sie ebenfalls dieser Kranke zeigte.

Endlich fiel mir noch folgendes auf: Kind 11 war eine Zangen-, 12 eine Frühgeburt; 902/11 wurde normal, aber nach langer Dauer, 85/14 und 233/15 schwer asphyktisch geboren. Sollte diese Häufung von Dystokien Zufall sein? Ich wage es nicht zu entscheiden, denn nach Oppenheim selbst, nach Tobler und Cassirer sollen Schwierigkeiten der Geburt keine Rolle spielen. Beevor aber, wie auch Oppenheim haben darauf hingewiesen, daß eine sub partu erworbene Hämatomyelie ein der Myatonie ähnliches Krankheitsbild zu erzeugen vermag, doch soll dann eine Progressivität der Erscheinungen ausgeschlossen sein. Halten wir diese Angaben Beevors, sowie die später ausführlich zu schildernde Häufigkeit der Blutungen in die Schädel- und Rückenmarkshöhle bei schweren und Frühgeburten zusammen, so

---

[1] Krabbe veröffentlicht jüngst sogar 6 ähnliche Fälle.

scheint es fast, als ob sich hier ein Ring schlösse. Damit aber würde eine derartige Genese die oben vermutete Annahme einer hereditären Natur der Myatonie ausschließen, man wäre höchstens gezwungen eine „hereditäre Minderwertigkeit" des Zentralorganes anzunehmen oder dieses Leiden ähnlich wie den Little nicht als eine Krankheit sui generis, sondern als ein Symptomenkomplex aufzufassen. Es gibt also hier noch der Fragen genug, die der Lösung harren.

Ob auch bei anderen Formen zerebraler oder spinaler Erkrankungen diese „Begleitidiotien" in gehäuftem Maße vorkommen, erlaubt mir die kleine Zahl meiner Gesamtfälle nicht zu bejahen; auf Grund der einschlägigen Kasuistik aber glaube ich dies doch annehmen zu dürfen.

8. Die mongoloide Idiotie.

Die Berechtigung der Einreihung des Mongolismus unter die Anlagestörungen bzw. Entwicklungshemmungen braucht nicht erst begründet zu werden. Anders aber verhält es sich mit der Frage einer Beteiligung von Drüsen mit innerer Sekretion, was in Analogie mit dem thyreogenen Schwachsinn recht naheliegt und wofür auch die nicht seltene Kombination mit Myxödem gedeutet werden kann. Der pathologisch-anatomische Gehirnbefund und die überaus häufig beobachteten kongenitalen Herzfehler aber lassen die Annahme einer, zum mindesten nur endokrinen Störung weniger wahrscheinlich werden. — Wie dem auch sei, ich glaube berechtigt zu sein die mongoloide Idiotie einstweilen hier abhandeln zu können.

Da meine 21 Fälle keinerlei klinische Besonderheiten boten, begnüge ich mich die wichtigsten Daten in Tabellenform zu bringen und erst in der Zusammenfassung auf Einzelheiten einzugehen.

Zusammenfassung zu den Fällen 13—30 und B, C u. D: 8 der Kinder waren Knaben, 13 Mädchen. Nach Kassowitz, der über 75 eigene Fälle verfügt. spielt das Geschlecht keine Rolle (39 ♂, 36 ♀); bei Oberwarth dagegen überwogen letztere bedeutend (12 : 23), ein Verhältnis, das annähernd dem meines Materials entspricht. — Familiäres Auftreten wurde vermißt. — Gestorben sind 13, 8 leben noch, das älteste zählt zur Zeit $9^1/_2$ Jahre. — Bei 12 unter 19 Kindern (mit entsprechenden Angaben) lag Epikanthus, 8mal unter 19 Strabismus vor. — Von weiteren „Spezialitäten" der Mongolen wird Nabelbruch 13mal als vorhanden, 4mal als fehlend ausdrücklich erwähnt. — Auffallende und länger dauernde Untertemperaturen wurden nicht beobachtet. — Von 8 Kindern über 6 Monaten (bei denen die Krankengeschichten darüber Aufschluß geben) besaßen nur 4 Zähne. — Ein klinisch einwandfreies Herz fand sich nur 3mal, ein ausgesprochenes Vitium 8mal, während die bleibenden 10 teils leise oder dumpfe Töne, teils Anfälle von Zyanose zeigten[1]). Siegert betont hierzu, daß beim

---

[1]) Klinischer und Sektions-Herzbefund der 4 obduzierten Kinder: Fall 25: 6 Mon. alt. Klinisch o. B. Sektion: Im Ventrikel 10—15 ccm klare gelbliche Flüssigkeit. Das Herz hat eigentümlich kugelige Form; rechte Kammer deutlich vorgewölbt, macht massigen Eindruck. Duct. Botalli 2—3 mm weit offen; Herz im ganzen vergrößert, das ganze obere Drittel des Septum ventr. fehlt. Klappen und Ostien o. B. — Fall 22: $2^1/_4$ Jahre alt. Klin.: Töne auffallend schwach, dumpf. Sekt.: klein, blaß, Musk. schlaff; Klappen und Ostien o. B. — Fall 16: $6^1/_2$ Mon. alt. Klin.: schwache Herztätigkeit. Sekt.: Musk. schlaff, Klappen und Ostien o. B. — Fall 30: 6 Mon. alt. Klin.: lautes systolisches Geräusch, Grenzen und Aktion o. B. Sekt.: nicht nennenswert vergrößert, rechte Kammer dagegen deutlich vorgewölbt. Wand stark verdickt. Wände der Pulmonalis von der Stärke der Aorta. Duct. Botalli ca. 3—4 mm weit, offen. Klappen und Ostien o. B.

Mongolismus absolute Symptomenlosigkeit bei anatomisch defektem Herzen ungemein häufig vorkomme. Ein recht konstanter Befund dabei sei ein offener Ductus Botalli.

Bezüglich des Längen- und Massenwachstums der Mongolen muß ich auf den Anhang zu dieser Arbeit verweisen. Auch die sonstigen Symptome des Mongolismus von seiten des Knochensystems und der Muskulatur, des Respirationsapparates und vor allem der Psyche waren die üblichen; kurz: „Rückständigkeit in der Entwicklung vor oder nach der Geburt, vorzeitiger Abschluß derselben, minderwertiges Gesamtresultat kennzeichnet den Mongolen in somatischer Beziehung und mit der geistigen steht es nicht anders" (Siegert).

Auf „eine klinisch und praktisch wichtige Erscheinung" hat erst kürzlich wieder Ylppö hingewiesen, daß nämlich die typischen Merkmale sich in späteren Lebensjahren oft gänzlich verwischen können (s. dort Bild 19 mit 21, die von meinem Fall 17 stammen), was schon früher durch Alt u. Kraepelin beschrieben wurde. Da mithin der mongoloide Habitus verschwinden kann und nur die Idiotie bleibt, so ist stets bei genetisch unklaren Fällen von Schwachsinn an diese Möglichkeit zu denken. Photographien aus frühkindlichem Alter lassen nicht selten derartige Individuen noch nachträglich als ursprüngliche Mongolen erkennen.

Ungemein viel Scharfsinn wurde auf die Klärung der noch rätselhaften Ursachen dieses Leidens verwandt, ohne daß bis heute diese Bemühungen ein befriedigendes Resultat gezeitigt hätten. Immerhin läßt sich für einen gewissen Teil der Fälle sagen, daß „die Ätiologie zwei Faktoren beherrschen: das Alter der Mütter und die übergroße Beteiligung letztgeborener Kinder" (Siegert), wozu noch späte Nachkömmlinge einer Ehe zu rechnen wären. Wir müßten darnach in den Mongolen sehen: „exhaustions productes [Shuttleworth] alter oder durch zahlreiche rasch aufeinander folgende Wochenbetten geschädigter, oder aber junger, durch konsumierende Zustände — Tuberkulose, Lues, Neuropathie — herabgekommener Mütter, letzteres eher in gut situierten Ehen, ersteres in der Regel beim Proletariat" (Siegert). Tatsächlich treffen diese Angaben auffallend häufig zu, so daß größere Reihen ein Durchschnittsalter der Eltern ergeben — ich möchte nicht mit Siegert mich nur auf eine Erschöpfung der weiblichen Aszendenz beschränken, denn gerade unter den Vätern trifft man häufig die typischen „alten Knacker" —, das das übliche Maß überschreitet. Die Mittelzahlen für das Zeugungsalter der Eltern von 20 der von mir untersuchten Mongolen betrugen 39,6 Jahre für die Väter, 33,2 für die Mütter, während Siegert bei 23 Frauen 37 Jahre und van der Scheer bei über 100 Einzelbeobachtungen 64% über 35, 38% sogar über 43 Jahre alte (aber bei der Geburt des Kindes) fand.

Es standen von 138 Müttern Shuttleworths		20 des Verfassers
im Alter von 20—30	16 = 11%	8 = 40%.
„ „ „ 31—40	72 = 51%	7 = 35%.
über 40	52 = 38%	5 = 25%.

Meine Zahlen bewegen sich also wesentlich tiefer wie die der genannten Autoren, stehen aber doch nicht unmerklich höher als die der Eltern von 48 der übrigen Kinder, für die ich 33,6 bzw. 27,7 Jahre errechne. Worin die Unterschiede zwischen dem Material dieser beiden Autoren und dem meinen begründet sind, vermag ich nicht anzugeben, vielleicht spielen örtliche Verhältnisse dabei eine Rolle. — 15 meiner Patienten waren erst-, zweit- oder drittgeborene, nur je eines ein viertes, sechstes, siebtes und fünfzehntes, 2 neunte. Einer unter ihnen

Tabelle

Fall Nr.	Journal Nr.	♂ oder ♀	Geburts-datum	Anstalts-aufenthalt	Zeugungsalter der Eltern	Wievieltes Kind	Unter wieviel Schwangerschaften	Ob Frühgeburt, wenn ja in welchem Monat	Geburtsgewicht	† im Alter von Jahren	Epikanthus
13	41/09	♂	7. 3. 09	26. 6. bis 1. 7. 09	49/41	2.	?	im 8.	?	$^4/_{12}$	?
14	222/13	♀	4. 10. 11	21. 6. bis 26. 7. 13	28/25	2.	3	6 Wochen zu früh	?	·/.	0
15	347/13	♀	26. 4. 13	24. 7. bis 26. 10. 13	31/24	3.	5	nein	ca. 3000	$1\,^9/_{12}$	0
16	1127/13	♀	13. 3. 14	13. 3. bis 27. 9. 14	31/38	3.	?	4 Wochen zu früh	1660	$6\,^5/_{12}$	+
17	112/14	♀	5. 5. 14	7. 5. bis 10. 9. 14	49/36	1.	1	6 Wochen zu früh	2050	·/.	+
18	126/14	♀	13. 1. 14	11. 5. bis 31. 12. 14	49/43	9.	?	nein	? aber sehr klein	†, ?	+
19	131/15	♂	31. 7. 13	12. 5. bis 12. 6. 15	37/26	1.	1	nein	ca. 3000	·/.	+
20	587/15	♀	16. 10. 13	5. 10. bis 1. 11. 15	46/33	3.	4	4 Wochen zu früh	ca. 2100	$2\,^6/_{12}$	+
21	210/16 u. 1041/16	♀	20. 5. 16	10. bis 24. 6. 16 und 2. bis 24. 3. 17	39/24	1.	2	3 Wochen zu früh	ca. 2500	·/.	+
22	458/16	♂	25. 7. 14	26. 8. bis 14. 10. 16	? aber alt	15.	?	nein	?	$2\,^3/_{12}$	0
23	608/16	♀	4. 9. 16	9. bis 10. 10. 16	53/45	2.	2	4 Wochen zu früh	ca. 2250	$^1/_{12}$	?
24	138/17	♂	9. 12. 15	12. 5. bis 5. 8. 17	36/31	6.	7	nein	ca. 3000	·/.	+
25	140/17	♀	7. 12. 16	14. 5. bis 30. 6. 17	35/31	2.	?	4 Wochen zu früh	2450	$^6/_{12}$	+
26	260/17	♀	13. 1. 15	15. 6. bis 26. 7. 17	39/25	2.	?	nein	ca. 3500	$3\,^9/_{12}$	+
27	72/18	♂	23. 4. 17	22. 4. bis 25. 7. 18	46/42	9.	?	3 Wochen zu früh	ca. 1500	·/.	+
28	148/18	♂	20. 1. 18	15. 5. bis 21. 6. 18	32/28	1.	?	4 Wochen zu früh	ca. 2000	$^5/_{12}$	+
29	1017/19	♀	31. 12. 19	31. 12. 19 bis 13. 1. 20	28/29	2.	?	3 Wochen zu früh	2420	$^5/_{12}$	0
30	1278/19	♀	8. 9. 19	27. 2. bis 19. 3. 20	34/28	2.	?	nein	ca. 3500	$^6/_{12}$	0
B	157/20	♀	31. 3. 20	14. 5. bis 3. 6. 20	38/38	3.	3	nein	3530	·/.	0
C [2])	217/20	♂	12. 2. 20	25. 5. bis 19. 6. 20	39/41	7.	7	nein	ca. 3500	$^4/_{12}$	0
D	278/20	♂	11. 10. 19	8. 6. bis 20. 6. 20	52/35	4.	?	14 Tage zu früh	2500	·/.	+

[1]) Die Daten über Fixieren, Zähne, Nabelbruch usw. beziehen sich selbstverständlich nur auf die Zeit des klinischen Aufenthaltes. — ·/. bei P. und WaR bedeutet „nicht angestellt", bei Sitzen, Zähne usw. „in diesem Alter noch nicht zu erwarten".

III. [1])

Strabismus	Nystagmus	Fixieren	Kopfheben	Sitzen	Stehen	Klinischer Herzbefund	Seziert	Zähne	Nabelbruch	Pirquet	WaR
?	?	?	?	·/.	·/.	systolisches Geräusch	0	·/.	?	·/.	·/.
0	0	ja	ja	ja	nein	Töne leise, Aktion beschleunigt	·/.	6	nein	·/.	·/.
0	0	ja	ja	0	0	Aktion frequent	·/.	0	+	neg.	neg.
0	0	?	ja	nein	nein	schwache Töne	ja	0	+	·/.	neg.
0	0	ja	ja	nein	nein	verbreiterte Grenzen, klappende Töne	·/.	0	?	neg.	neg.
0	0	ja	ja	nein	nein	sehr leise Töne	·/.	0	+	neg.	neg.
+	0	ja	ja	ja	nein	systolisches Geräusch	·/.	?	+	neg.	neg.
+	0	ja	?	?	?	starkes systolisches Geräusch, Zyanoseanfälle	·/.	?	nein	neg.	neg.
+	0	ja	?	nein	nein	o. B.	·/.	0	?	·/.	neg.
0	0	ja	ja	?	nein	Töne schwach, dumpf	ja	2	+	neg.	·/.
?	?	nein	nein	·/.	·/.	systolisches Geräusch	nein	·/.	?	·/.	·/.
0	+	ja	ja	nein	nein	o. B.	·/.	2	+	·/.	·/.
0	+	nein	nein	nein	nein	?	ja	0	+	·/.	·/.
+	0	ja	ja	ja	nein	lautes systolisches Geräusch	·/.	14	+	·/.	·/.
0	0	ja	nein	nein	nein	leise Töne	·/.	·/.	+	neg.	neg.
0	0	nein	nein	nein	nein	dumpfe Töne	nein	·/.	+	neg.	·/.
+	0	ja	·/.	·/.	·/.	o. B., als Neugeborener Anfälle von Zyanose	·/.	·/.	+	·/.	neg.
+	0	ja	0	·/.	·/.	lautes systolisches Geräusch	ja	·/.	+	·/.	neg.
·/.	·/.	nein	0	nein	·/.	o. B.	·/.	·/.	nein	—	·/.
+	·/.	nein	0	nein	·/.	perkutorisch klein, Töne dumpf	·/.	·/.	nein	—	·/.
+	·/.	ja	ja	nein	·/.	sehr dumpfe, leise Töne	·/.	nein	+	·/.	·/.

[2]) Während der Drucklegung erst in Beobachtung gekommen.

war als zweiter nach fünfzehnjähriger Pause geboren. — „Allgemein erschöpfende Faktoren" im Sinne Siegerts konnte ich nur zweimal nachweisen: der Vater des Kindes 19 war Luetiker, die Großmutter väterlicherseits von 16 Epileptikerin. Ein Umstand besonders hindert mich in der „Erschöpfung" einen wichtigen Faktor zu sehen, nämlich das allbekannte seltene familiäre Vorkommen des Mongolismus. Ja, andere Schwachsinnsformen neben diesem sind noch seltener, was vor allem v. d. Scheer konstatieren konnte. Würde in einer Erschöpfung des Keimplasmas tatsächlich der Grund dieses Leidens liegen, dann müßte doch umgekehrt ein häufigeres Auftreten psychischer Defekte in ein und derselben Familie beobachtet werden. Dies gilt auch von der „erblichen Belastung".

Auf eine neue ätiologische Möglichkeit hat kürzlich Stöltzner aufmerksam gemacht. Er konnte nämlich bei drei unter 10 Müttern mongoloider Idioten hypothyreotische Erscheinungen während der Gravidität nachweisen und vermutet dahinter einen Zusammenhang mit der kindlichen Erkrankung. Ich habe daraufhin Fragebogen hinausgesandt, bzw. persönlich nachgefragt, leider aber nur 16 mal Auskunft erhalten können. In seltener Übereinstimmung wurde mir von sämtlichen Frauen über ein gerade gegenteiliges Verhalten berichtet[1]).

Daß Partus praematurus oder Schädigungen unter der Geburt nicht als ursächlich in Frage kommen können, wie Ziehen u. a. annehmen, habe ich schon im I. Teile auseinander gesetzt. Tatsache ist aber, daß ein ungemein hoher Prozentsatz der Mongolen vorzeitig ausgestoßen werden; bei mir waren es nicht weniger als 12 unter 21; 1 weiterer war zwar ausgetragen, wog aber unter 2500 g. Wenn endlich noch nach Weygandt (c) „verschiedene Momente darauf hinweisen, daß wohl eine Schädigung in der letzten Zeit der Embryonalentwicklung angenommen werden müsse", so wäre doch zu erwarten, daß gerade Frühgeburten vor diesem Leiden gefeit seien. In Wirklichkeit aber sind sie es gerade, bei denen die typischen Merkmale schon bei der Geburt am deutlichsten ausgeprägt sind. Noch gänzlich unerwiesen ist die neue Hypothese von v. d. Scheer, wonach in einem bestimmten Stadium des intrauterinen Lebens (wahrscheinlich in der 6.—7. Woche) durch eine zu enge Amnionblase die normale Streckung der Frucht zeitweilig gehemmt und so das Krankheitsbild des Mongolismus erzeugt werde.

Eine Therapie des Mongolismus gibt es bis heute nicht. Daß jedoch Schilddrüsenpräparate insofern von Vorteil sein können, als sie die nicht selten beigemischten myxödematösen Züge: Adipositas, Obstipation, psychische Torpidität usw. zum Verschwinden bringen, ist bekannt. Ihre Wirksamkeit ist aber auch damit erschöpft. — Die Lebensaussichten der Mongolen sind geringe; nach Weygandt (d) werden nur 9,4 % über 25 Jahre alt, nach Scharling (zit. bei Kraepelin) erreichen diese Kranken ein Durchschnittsalter von nur 15½ Jahren, wobei freilich das mögliche Verschwinden des eigentümlichen Gesichtsausdruckes als nicht bedeutungslose Fehlerquelle in Betracht zu ziehen ist.

9. Der thyreogene Schwachsinn.

Da die wenigen in unserem Hause beobachteten Fälle von Myxoedema congenitale bzw. infantile auf Schilddrüsenzufuhr in körperlicher und geistiger

---

[1]) Vgl. meine eben in der Zeitschr. f. Kinderh. Bd. 27 erschienene ausführliche Mitteilung über die „Stöltzner Ätiologie" des Mongolismus.

Beziehung prompt und weitgehendst reagierten, sich also als bildungsfähig erwiesen, gehört eine Besprechung derselben nicht zu meinem Thema.

B. Idiotie infolge infektiöser, toxischer, embolischer, thrombotischer oder sklerosierender Prozesse des Gehirns mit oder ohne Beteiligung der Meningen.

Die hohe Bedeutung der hierher gehörigen Erkrankungen, vor allem der Enzephalitis für die kindliche Idiotie ist bekannt, schwierig ist es aber nachträglich den Beweis zu erbringen, daß eine unter Fieber und zerebralen Erscheinungen einhergegangene Affektion tatsächlich eine solche des Zentralorganes gewesen war. Eine weitere Erschwerung liegt darin, daß der pathologische Anatom meist nur die Residuen längst aus dem akuten Stadium getretener Prozesse zu Gesicht bekommt und so von Porenzephalie, Hirnsklerose, Hydrozephalie, Pachymeningitis usw. spricht, alles Bezeichnungen, denen kein jeweils bestimmter klinischer Symptomenkomplex entspricht. Darum teile ich auch nicht die Hoffnung Schotts (c), der glaubt, daß die makro- und mikroskopische Untersuchung zahlreicher Krankheitsvorgänge in Zukunft die sichere Umgrenzung klinisch eindeutiger Krankheitsbilder zu erbringen vermöge. Ich bin vielmehr der Ansicht Ziehens, der z. B. in der zerebralen Kinderlähmung — und mutatis mutandis gilt dies ebenso für die uns hier beschäftigende Frage — nur ein „terminales Zustandsbild" erblickt, welchem die verschiedensten krankhaften Vorgänge zugrunde liegen können. (Er fand so in diesem speziellen Falle nicht weniger als 24 mögliche Formen von Erkrankungen des Gehirnes und 10 seiner Häute.) Vielleicht stellen die multiple Sklerose und die Herdsklerose Heubners ebenfalls nichts anderes als End- bzw. Heilungsstadien enzephalo-myelitischer Prozesse infektiöser oder traumatischer Genese dar. Näher auf diese Fragen einzugehen verbietet ebenso der Zweck dieser Studien wie der völlige Mangel eigener histologischer Erfahrungen.

10. Idiotie nach Enzephalitis, Meningitis usw. non luetica, intra- oder extrauteriner Entstehung.

Die angeborenen, also intrauterin abgelaufenen Erkrankungen des Großhirns und seiner Häute spielen — wenn überhaupt die Annahme einer solchen Möglichkeit gestattet ist, was Seitz z. B. leugnet — praktisch kaum eine Rolle. Mit Sicherheit dürften sie wohl kaum je in vivo diagnostizierbar sein und werden vielleicht ganz verschwinden, wenn erst die Semiotik der durch den Geburtsvorgang geschaffenen Schädigungen, sowie die der zerebralen Affektionen der ersten Lebenstage besser durchgearbeitet sein wird. Besonders diese werden leicht übersehen, da Enzephalitiden im Kindesalter, je früher sie auftreten desto häufiger „ohne lebhafte klinische Symptome ablaufen und erst durch die restierenden Defekte deutlich werden" [Weygandt (a)] und Meningitiden trotz schwerster Eiterbildung fast oder ganz ohne zerebrale, ja selbst allgemeine Krankheitszeichen einhergehen können, wie Verfasser bei Säuglingen nachweisen konnte.

Im extrauterinen Leben vermögen alle Infektionskrankheiten, nicht nur die dem Kindesalter eigenen, Ursache für spätere psychische Ausfälle zu werden, wobei auf die Frage, ob sie durch lokale Bakterien- oder durch Toxinwirkung, ob durch thrombotische oder embolische Vorgänge oder durch Blutungen hervorgerufen werden, nicht eingegangen werden soll. Ich verweise hierzu auf die beiden des öfteren zitierten Arbeiten von Schott sowie auf die Vogts (im Handbuch der Neurologie von Lewandowsky). Endlich erinnere ich noch an jene meningo-kortikalen Erscheinungen, die beim Kinde im Verlaufe der verschiedensten Infekte häufig beobachtet werden und die erst neuerdings v. Gröer als Meningoenzephalitis bezeichnet hat.

Oben habe ich gelegentlich des Ausdruckes „terminales Zustandsbild" die zerebrale Kinderlähmung in Zusammenhang mit Idiotie gebracht, was noch kurz zu begründen ist. Über die Relationen, die zwischen diesen beiden Krankheiten bestehen, scheint man sich noch recht wenig klar zu sein. So glaubt z. B. Borchardt: „daß bei der häufigen Kombination von Intelligenzstörung und zerebraler Kinderlähmung auch zwischen diesen beiden ein innerer Zusammenhang besteht. Welcher Art der Zusammenhang aber ist, wissen wir bisher noch nicht" und er schließt: „daß die Hauptfrage nach dem ursächlichen Zusammenhang der so oft nebeneinander beobachteten zerebralen Kinderlähmung und Intelligenzstörung ihrer Lösung (auch durch des Verf. Untersuchungen) nicht näher gebracht ist." Meine Ansicht, die ich leider durch keine pathologischen Beweise bekräftigen kann, — Ylppö hat dies für die Frühgeborenen mehr als wahrscheinlich gemacht — geht dahin, daß die Littlesche Krankheit ebenso wie der kindliche Schwachsinn, von der Debilität bis zur Idiotie, im Gefolge von Infektionskrankheiten, gleich den (im nächsten Abschnitt zu behandelnden) Formen traumatischer Genese ein und derselben Quelle entspringen, daß ohne Rücksicht auf die jeweilige Art des Prozesses einzig und allein Sitz und Ausdehnung desselben entscheiden, ob sogenannte zerebrale Kinderlähmung, ob Imbezillität oder beide gemeinsam resultieren. Um dies aber zu verstehen, ist es notwendig zu wissen, daß ein ganz wesentlicher Unterschied in der Reaktion des fertigen und des unfertigen Gehirnes auf äußere Einwirkungen besteht (vergleiche hierzu wieder die Arbeit von Spatz). Beim kindlichen, stark wachsenden Gehirn greift jede lokale Störung weit über den ursprünglichen Herd hinaus, um so stärker ceteris paribus, je jünger dasselbe ist, vor allem können die pathologischen Bilder ganz wesentlich andere sein, als wir sie vom reifen Organ her zu sehen gewohnt sind. Warum es aber doch nur so selten zu Defektpsychosen kommt, entzieht sich hier wie bei allen postinfektiösen Erkrankungen anderer Organsysteme unserer Kenntnis. Wie aber die Annahme z. B. einer hereditären Minderwertigkeit der Niere bei postskarlatinöser Nephritis keine Wahrscheinlichkeit für sich besäße, ebensowenig halte ich dies beim Zentralnervensystem für berechtigt. Hingegen ist die Tatsache, daß ein bereits früher geschädigtes Gehirn als locus minoris resistentiae mit Vorliebe befallen wird, erwiesen[1].

---

[1] C. und O. Vogt führen neuerdings die Littlesche Starre auf eine angeborene Erkrankung des Corpus striatum zurück. Für den Nicht-Gehirnpathologen ist es wohl schwer möglich dazu Stellung zu nehmen, doch möchte ich bemerken, daß das, was diese Forscher unter Littlescher Krankheit verstehen, sich nicht völlig mit dem deckt, was der Pädiater

Was die Häufigkeit dieser Ätiologie anlangt, so schätzt sie z. B. Neurath auf etwa 4%. Lucas und Southard, die das spätere Schicksal von Kindern mit enzephalitischen und enzephalitisartigen Zuständen verfolgten, fanden als gestorben 28,5, als völlig normal 21,5 und als ausgeprägt geistig minderwertig 28%. Nach einer neuerdings erschienenen Arbeit von Schott „spielen die akuten Infektionskrankheiten als alleinige Ursache des kindlichen Schwachsinns mit 1,90% eine bescheidene Rolle; im Verein mit anderen ursächlichen Beziehungen entfallen auf sie immerhin 6,36%".

Daß Hydrocephalus externus und internus und die verschiedensten Schädeldeformitäten Folge infektiöser Erkrankungen sein können, braucht wohl nicht ausdrücklich betont werden; sie stehen als sekundäre im Gegensatze zu den früher geschilderten primären Formen.

Krankengeschichten der 6 hierher gehörigen Fälle.

Fall 31. Fritz K. 1082/12. Geb. 18. 8. 12. A. A.: 2. 3.—2. 5. 13.

Anamn.: Z.A. d. E.? 1. Kind, ausgetragen, spontan und normal geb. Gew.: 3420 g. 14 Tage nach Beschneidung Fieber, nächsten Morgen Kiefersperre und Steifigkeit der Gliedmaßen. Abends Tetanusantitoxin. Einige Tage Besserung, dann altes Bild, nochmals Antitoxin. Wieder einige Tage Besserung, dann krampfartige Zustände, die zuerst beim Baden und Herumtragen, später bei jedem äußeren Reiz auftraten. Sie verliefen folgendermaßen: Kind wurde puterrot, hielt Ärmchen steif von sich, Augen traten hervor und verdrehten sich manchmal, Atemstillstand, Opisthotonus. Hernach schmerzliches Schreien. Nach 8wöchiger Dauer Aufhören der Krämpfe, 8tägiges Wohlbefinden. Dann wieder Fieber und es bildete sich auf dem Kopf eine Erhöhung, die schnell größer wurde. L.P. ohne Erfolg, dann wurde Kopf punktiert. Es kam ziemlich klare Flüssigkeit, die bakterienfrei war. Da das Wasser sich immer sehr schnell wieder ansammelte und Kind sehr apathisch wurde, wurde alle 2—3 Wochen wieder punktiert. Nach jeder Punktion machte Kind einen viel munteren Eindruck, aber nur für wenige Tage. — Gelacht hat Kind nie, hörte jetzt auch auf zu schreien, hat nie fixiert. Ein Augenarzt stellte fest, daß Wasser auf Sehnerven drücke; daraufhin Operation (wohl Balkenstich, Verf.). 4 Wochen darnach mußte Kind wieder punktiert werden, in den letzten Wochen alle 5 bis 6 Tage. Seit ca. 2 Wochen wieder Krämpfe: Zuckungen mit dem rechten Auge und in den Lippen, dabei rasches Atmen. Sehr unruhig, stöhnt stundenlang. (Nach schriftl. Bericht der Mutter.) — Stat.: Dem Alter entsprechend entwickelt. Ballonschädel, Umfang 53,5 cm, Knochen schwappend, Temporalnaht offen bis zur Höhe der Augenbrauen, Stirnnaht bis zum Haaransatz; Hinterhaupt stark prominent. Bulbi nach abwärts verdrängt. Pup max. verengt. Fixiert nicht. Extremitäten spastisch, starker Widerstand beim Strecken derselben. Alle Refl. gesteigert; Babinski +. — Verl.: 4. 3. Bei L.P. wenige Tropfen, bei V.P. 160 ccm helle, klare Flüssigkeit. Heute morgen kurzdauernde Krämpfe. 6. 3. Tonische Starre der Arme mit tremorartigen Zuckungen. Die Punktionsflüssigkeit vom 4. ist steril, Alb. 2%, Sacch. 0. 10. 3. V.P. 120 ccm. 14. 3. 60 ccm. 18. 3. Seit einer Woche Fieber, Bronchitis. V.P. klarer Liquor. Seit 25. Temp. normal. Kopfumfang schwankt zwischen 53 und 54,8 cm. 4. 4. Starke Nackensteifigkeit. Aus der Punktionsöffnung sickert dauernd Liquor nach. Augenhintergrund: Im Vorbeihuschen läßt sich die anscheinend ganz weiße Papille sehen, deutlich dagegen, daß die Netzhaut in großen Falten abgehoben ist, besonders links. 27. 4. Kopfumfang nimmt immer schneller nach jeder Punkt. zu. 2. 5. Unter tonischen Krämpfen plötzlicher Exitus. P.—; WaR nicht angestellt. Die Sektion (Prof. Dietrich, Westend) ergab eine abgeheilte Meningitis in der Umgebung des IV. Ventrikels und Hydrocephalus permagnus, ferner starke Verwachsungen zwischen Pia und Dura in der Umgebung des Foram. magn. Der IV. Ventrikel ist stark erweitert und geht in den fingerdicken Aquäduktus über.

Zu Fall 31: Die Diagnose des echten Tetanus ist beim Säugling, bes. beim Neugeborenen ungemein schwer mit Sicherheit zu stellen, da der bakteriologische Nachweis meist

zu sehen gewohnt ist. Nach C. und O. Vogt nämlich zeigen diese Patienten außer den bekannten Erscheinungen weiterhin „mehr oder weniger athetotische Bewegungen, allgemeine choreiforme Muskelunruhe, Mitbewegungen sowie Zwangslachen und Zwangsweinen", Erscheinungen, die in den gebräuchlichen Lehrbüchern der Kinderheilkunde nicht als zum Bilde des Little gehörig aufgeführt werden.

mißlingt und außerdem die verschiedensten zerebralen Prozesse unter einem dem Tetanus überaus ähnlichen Bilde verlaufen können. (Siehe vor allem **Finkelstein**, Lehrbuch.) Trotzdem glaube ich hier nach allem einen echten Starrkrampf annehmen zu können. Der Fall bietet mit der sich anschließenden Idiotie ein Unikum, wie ich keinen zweiten in der Literatur finden konnte. Der Hydrozephalus erklärt sich zwanglos aus den Verwachsungen in der Umgebung des IV. Ventrikels und im Bereich des Foramen.

Fall 32. Werner L. 356 u. 673/18. Geb. 16. 11. 15. A. A.: 25.—28. 7. und 30. 10.—20. 12. 16.

Anamn.: Z.A. d. E. 41—31. 1. und einziges Kind, ausgetragen, Geb. normal bis auf dreifache Nabelschnurumschlingung des Halses. Schwere Asphyxie. Geburtsgew.: ?. — Bis zu ¼ J. völlig normale körperliche und geistige Entwicklung, lachte, fixierte, griff. Mit 3 Mon. doppels. **Lungenentzündung**, die 14 Tage dauerte. Während derselben Krämpfe: Kind verzog Gesicht, Zuckungen in Armen und Beinen. Diese Erscheinungen hielten fast ohne Pause 4 Tage an. Nach V.P. wurden sie seltener und hörten nach 8 Tagen völlig auf. — Schon während der Anfälle zeitweise Spasmen im ganzen Körper (Arme gestreckt, Beine gekreuzt, Kopf in Kissen gebohrt). Spasmen wurden geringer, wenn Kind getragen wurde. In letzter Zeit gewisse Besserung. — Bei der polikl. Untersuchung wurde beobachtet, daß Kind, das eben noch äußerst spastisch war, mit Leichtigkeit angezogen werden konnte. — **Stat.**: Hochgradig spastische Extremitäten, Muskulatur hypertrophisch, Bauchdecken gespannt, starke Nackensteifigkeit. Leichter Trismus, der beim Trinken noch zunimmt. Rechtsseit. Strabism. conv. Sensibilität herabgesetzt. P. —. WaR nicht angestellt, klin. keine Lueszeichen. — 2. **Aufnahme**: Gutes Befinden in der Zwischenzeit, Steifigkeit geringer geworden. Seit 2 Wochen Erscheinungen von Barlowscher Krankheit. — **Stat.**: Normal entwickelt, fett. Hochgradiger Idiot; Extrem. spastisch, Littlestellung der Beine, Nackensteifigkeit. Fixiert und greift nicht, Nystagmus horizont. Scheint völlig blind zu sein. — **Verl.**: 17. 11. L.P.: stark erhöhter Druck, 40 ccm entleert. 20. 12. Sch⁻ie sehr viel. Kompletter Idiot. P.—; WaR nicht angestellt. — **Nachricht von Mutter**: Am 19. 3. 19 gestorben. Konnte nicht laufen und sprechen. Völlig teilnahmslos. Hörte; sah, „aber es kam ihm nicht zum Bewußtsein".

Fall 33. Friedrich G. 359 u. 822/18, 120 u. 838/19. Geb. 2. 1. 17. A. A.: 11. 7.—23. 9. 18; 6. 11. 18—16. 1. 19; 6. 5.—19. 7. 19; 4.—29. 11. 19. (†).

Anamn.: Z.A. d. E. 22—24. 4. von 5 gesunden Geschwistern. Über Geb. nichts bekannt. Bis zum 14. Mon. gute Entwicklung, konnte stehen usw. Vom 15. 3. bis 5. 7. 18 wegen **Lungenentzündung** in einem Krankenhaus. Nach Entfieberung, 23. 3., traten starrkrampfähnliche Zustände auf. Fazialisphän. +. 7. 4. Typ. Tetaniestellung mit stundenlang anhaltenden Zuckungen des ganzen Körpers. Anfg. Mai noch Pfötchenstellung, aber keine Krampfanfälle. — **Stat.**: Kind liegt mit ausgestreckten Beinen, spastisch gebeugten Armen und geballten Fäusten. Bewußtsein vorhanden, schreit bei jeder Berührung mit durchdringender Stimme. Keine Nackensteifigkeit oder Babinski. Pat.-Refl. lebhaft. Riesenschädel bei normalem Umfang (45,5). Font. 9 cm lang, setzt sich in 2 cm klaffende Lücken zwischen den einzelnen Schädelknochen fort. Augen: o. B. — **Verl.**: 12. 7. L.P.: nur wenige Tropfen. 13. 7. V.P.: links, ca. 8 ccm leicht flockig getrübte Flüssigkeit aspiriert. 20. 7. L.P.: 1 ccm klarer Liquor. 31. 7. Font. stark gespannt; L.P.: unter hohem Druck 80 ccm. Mikroskopisch zahlreiche dicke Kokken. 12. 8. L.P.: 60 ccm Druck, Liq. klar. 17. 8. L.P.: reichliche Mengen klare Liq. 18. 8. Augenhintergrund: L. Pap. unscharf, R. scheint sie vorzuragen, Ränder stark verwaschen. 23. 9. Font. stark gespannt; Kind sehr spastisch. Entlassen. P.—, WaR in Blut und Liq. neg. — 2. **Aufnahme**: Schrie zu Hause, so oft man ihn anfaßte. — **Stat.**: Gesamte Muskulatur stark hyperton. Refl. nicht gesteigert, kein Babinski. — **Verl.**: 7. 11. L.P. ohne Erfolg, bei V.P. ca. 50 ccm klarer Liq. 21. 12. Schreit bei jeder Berührung gellend. V.P.: ca. 15 ccm klar. Liq. Augenspiegelbefund: R. Pap. grau verfärbt. 7. 1. 19. Keine Geschmacksempfindung nachweisbar. Elektr. Unters.: K.S.Z. 3; A.Ö.Z. 4; A.S.Z. 3; K.Ö.Z. 6 MA. — Kein Fazialisphän. WaR neg. — 3. **Aufnahme**: Spricht, sitzt und steht nicht. Muskulatur hypertonisch. Hydrozephalus, Umfang 48,5. Font. über fünfmarkstückgroß, vorgewölbt. Alle Nähte klaffen. Kraniotabes. — **Verl.**: 7. 5. L.P.: 1 ccm klarer Liq. 10. 5. V.P.: ca. 20 ccm klarer Liq. WaR neg. — 4. **Aufnahme**: **Stat.**: Guter Ernährungszustand. Riesiger

Kopf, asymmetrisch. Font. 3 × 3 cm, vorgewölbt. Stirnnaht klafft bis zur Haargrenze. Keine Kraniotabes mehr. Pup. reagieren. Fixiert und greift, erkennt aber keine Personen und Gegenstände. Lallt nicht einmal. Nimmt Zucker, spuckt Chinin aus. Sonst keinerlei psychischen Funktionen nachweisbar. Pat.-R. lebhaft Achill. R. +, Babinski R. +, L Ø. Kann nicht sitzen oder stehen. Kopf wird nicht gehalten. — Verl.: 29. 11. Balkenstich. Bei Eröffnung der Dura entleeren sich ca. 300 ccm Liquor. Einige Stunden später Tod im Kollaps. — Sektion: Hydrocephalus ext. et int., Hodenaplasie, Thymushypertrophie. Gehirnbefund: Konvexität, Dura und Pia o. B. Gehirn sinkt bei Herausnahme in sich zusammen, wobei reichliche Mengen klarer Flüssigkeit abfließen. Seitenventrikel stark dilatiert, Wand derselben 1—2 cm dick. Gewicht 1017 g (ohne Liquor).

Fall 34. Peter J. 1062/14. Geb. 25. 9. 14. A. A.: 3. 2.—9. 3. 15. (†). Bruder von Fall 2.

Anamn.: Z.A. d. E.: 29—28. 1. Kind, soll 1 Mon. übertragen sein. Bruder von Nr. 2. Langdauernde Geb., durch hohe Zange beendet. Gew.: 2520 g. Am 23. 12. plötzlich mit Fieber und Husten erkrankt. Bronchitis festgestellt, an die sich Pneumonie anschloß. Seit Mitte Jan. bemerkte Mutter, daß Kopf rasch an Umfang zunahm; Schielen seit Anfang Jan. — Stat.: Hypotrophiker. Hydrozephalus, Nähte klaffen weit. Umfang 42 cm. Kind fixiert; Strabism. conv. Pat. R. sehr lebhaft. — Verl.: 8. 2. L.P.: Druck ca. 25 cm, 5 ccm klarer Liquor. 19. 2. V.P.: im Strahl ca. 25 ccm klar. Liq. 27. 2. V.P.: ebenso. 7. 3. V.P.: ca. 30 ccm klar. Liq. 8. 3. Seit gestern Fieber. Heute Nackensteifigkeit, Augenverdrehen, Schaum vor dem Munde. WaR: neg. L.P.: hoher Druck, ca. 25 ccm trübe Flüssigkeit. 9. 3. Exitus. — Sektion: Meningitis purul., am stärksten an der Lamina cribrosa. Hydroceph. intern., Ventrikel stark erweitert, enthalten trüb-gelben Liq. Dicke der Hirnrinde nur ca. 3 mm. — Ferner Endocarditis ulcerosa.

Zu Fall 32, 33, 34: Gemeinsam ist allen 3 Fällen, daß die Gehirnerkrankung sich an eine pulmonale Infektion anschloß; bemerkenswert, daß bei Kind 32 und 34 das Zentralorgan unter der Geburt vielleicht schon eine Schädigung erfahren hatte, bei ersterem durch die mehrfache Nabelschnurumschlingung des Halses, die zu schwerer Asphyxie geführt hatte, bei letzterem durch die Entbindung mittels hoher Zange. — Über die Art des Gehirnprozesses läßt sich nichts aussagen, da eine mikroskopische Untersuchung nicht vorgenommen wurde. Die bei Patient 34 klinisch und anatomisch festgestellte Meningitis ist erst kurz vor dem Tode mit Sicherheit von einer eitrigen Rhinitis ausgehend entstanden.

Fall 35. Hertha S. 405/15. Geb. 19. 11. 13. A. A.: 3. 8.—27. 10. 15.

Anamn.: Z.A. d. E.: 32—33. 3. und letztes Kind, ausgetragen, normale Geb. Gew.: ca. 3500 g. Bis zum 5. Mon. völlig normale Entwicklung. Damals plötzlich hohes Fieber und heftige Krämpfe, die mehrere Tage andauerten. Ähnliche späterhin noch mehrmals, zuletzt vor 5 Mon. Seit den ersten Krampfanfällen apathisch, kennt nicht die Mutter, sieht nicht die Flasche. Kann noch nicht sitzen. Stat.: Hypotrophiker. Schlaffe Muskulatur. Schwerster apathischer Idiot. Kopf: o. B. Font. 4 × 5 cm, nicht gespannt. Augen irren ziellos umher. Pup. reagieren träge; Kind scheint nur hell und dunkel zu unterscheiden. Fixiert nicht. Extrem. u. Reflexe o. B. — Verl.: 7. 8. Beim Schreien zieht sich der Mundwinkel stark nach rechts und die Augen machen eigentümlich rollende Bewegungen. 12. 8. Augenhintergrund: Pap. beiderseits blaß, nicht gestaut. — Geschmacksempfindung nicht nachweisbar. Zeigt nie Hunger. Manchmal Nystagmus. P.: —; WaR: —(1 mal). — Mit ca. 4 Jahren in einer Anstalt gestorben; konnte weder laufen noch sprechen, sah nicht, litt manchmal an Krämpfen.

Fall 36. Willy G. 36/15. Geb. 24. 8. 14. A. A.: 15.—17. 4. 15.

Anamn.: Z.A. d. E.: 24—22. 4. Kind, ausgetragen, normal geb. Gew.: ?. Anfang Dez. fiel Kind vom Sofa, soll aber nicht den Boden erreicht haben sondern vorher noch aufgefangen worden sein. Mitte Jan. bekam Kind plötzlich Fieber und Krämpfe, manchen Tag fast dauernd. Gleichzeitig mit den Krämpfen setzte eine krampfhafte Beugung des linken Unterschenkels ein. Während anfangs das Bein nicht bewegt werden konnte, trat späterhin eine gewisse Besserung ein. Die Krämpfe dauern bis heute. Die ersten 4 Wochen lag Kind ganz steif und ohne einen Laut von sich zu geben. Seit der Erkrankung rapider geistiger Verfall. — Stat.: Hypotrophiker. Hydrozephalus, leicht spastische Arme und rechtes Bein, stark spastisches linkes, das in Kontraktionsstellung fixiert ist. — Font. 6×7 cm, stark gespannt. Pup. klein; träge Reaktion, nur Hell und Dunkel wird unterschieden. Tiefster Idiot. — Verl.: V.P.: 16. 4. Unter hohem Druck 100 ccm. 17. 4. Alle Extremitäten steif und gestreckt, auch das linke Bein. Verschiedene L.P. förderten keinen Liquor zutage. Gegen Revers entlassen. — Starb noch am selben Tage zu Hause.

Zu Fall 35 und 36: Bei beiden Kindern trat die Gehirnerkrankung scheinbar primär auf. Ob bei Patient 36 nicht doch ein Trauma des Schädels anzunehmen ist, das die Ursache des Schwachsinn war, ist nicht auszuschließen.

11. Idiotie nach Gehirnerkrankungen auf kongenital-luetischer Basis.

Wie bis vor kurzem beim Arzt jede Frühgeburt ganz reflektorisch die Vermutung Lues auslöste, so ist dies heute noch vielfach bei der kindlichen Idiotie der Fall. Die Zahlenangaben über diese Ätiologie der schweren Formen von Schwachsinn waren deshalb teilweise auch ganz abnorm hohe[1]), sind aber seit Einführung der WaR bedeutend niedriger geworden. Über den diagnostischen Wert der WaR beim Säugling und Kinde brauche ich mich wohl nicht auszulassen; auf die Tatsache einer positiven Reaktion im Liquor bei negativer im Blute komme ich später noch kurz zurück.

Die folgende, aus der Literatur zusammengestellte Tabelle IV berücksichtigt nur solche Arbeiten, die sich neben dem klinischen Befund auf den Ausfall der WaR stützen und außerdem nur jugendliche Individuen betreffen.

Tabelle IV.

Autor	Anzahl der Fälle	WaR +	in %	Art des Materials
Atwood	204	30	14,7	hochgradig defekte Kinder
Brückner	216	16	7,4	
Lippmann				
aus Uechtspringe. . .	78	8	9,0	bis 20 Jahre alte Individuen
aus Dalldorf.	121	16	13,2	
Kröber	262	56	21,4	
Gordon	400	66	16,5	angeborene Idiotien
Rehm	45	3	6,7	tiefstehendste Idioten
Thomsen usw.	143	5	3,5	Kinder bis 10 Jahren
Eigene Fälle	70	4	5,7	Kinder bis 3 Jahren
	1539	204	13,25%	

Nach dieser Zusammenstellung wäre also in den beiden ersten Dezennien jede 7. Idiotie als kongenital-luetisch bedingt aufzufassen, eine Zahl, die wohl etwas zu hoch liegen dürfte, um so mehr als in obigen Angaben auch Imbezille leichteren Grades mit einbegriffen sein werden. Als oberer Grenzwert aller früh kindlichen, durch Syphilis bedingten Schwachsinnszustände überhaupt scheint sie mir jedoch ungefähr der Wirklichkeit zu entsprechen, da gerade die schweren Formen der Lues, unter welche die mit zerebralen Erscheinungen unbedingt zu rechnen sind, meist frühzeitig zugrunde gehen. So konnte ich, dies sei nur nebenher erwähnt, von 71 wahllos herausgegriffenen kongenital-syphilitischen Säuglingen,

---

[1]) Kraepelin z. B. glaubt bezüglich der Erblues, „daß ein sehr erheblicher Teil, namentlich der schweren Idiotieformen (um die es sich hier gerade handelt, Verf.), wahrscheinlich mindestens $\frac{1}{3}$ oder noch mehr, der Lues seine Entstehung verdanken dürfte".

die bei uns in klinischer Behandlung standen, nur von 15 erfahren, daß sie noch am Leben seien, während 42 gestorben und 14 nicht zu ermitteln waren. Aus dieser enorm hohen Sterblichkeit erklärt sich wohl auch die Angabe Deans, daß die WaR bei idiotischen Kindern um so häufiger positiv gefunden wird, je jünger die untersuchten Individuen sind. Nicht verständlich aber erscheint mir eine Mitteilung von Vas, nach der die geistige Entwicklung seiner ca. 100 Kinder eine im allgemeinen befriedigende war und auffallendere geistige Defekte nicht beobachtet wurden.

Noch kurz ein Wort zur Häufigkeit der Imbezillität bei angeborener Syphilis. Viel einwandfreie Statistiken hierüber liegen nicht vor, vor allem keine über die Häufigkeit geistiger Defekte getrennt bei nicht, bei schlecht und endlich bei ausreichender, bzw. ab- geschlossener spezifischer Behandlung. Zum letzteren Fall nur besitzen wir zwei Arbeiten aus jüngster Zeit, die eine von Gralka, der 76 Kinder bis zum Alter von 15 Jahren nach- untersuchte und 4 = 5,3% mit „Intelligenzdefekt" fand; die andere von Müller und Singer, die über 69 Kinder mit abgeschlossener Behandlung berichten. Nur eins davon war „idiotisch", drei psychisch „stark herabgesetzt", und zwar konnten diese Autoren im Verlaufe der Behandlung ganz wesentliche geistige Fortschritte feststellen, so daß eine ganze Reihe derselben bei der Nachuntersuchung in eine höhere Intelligenzklasse ver- setzt werden konnten. Bei einigen wenigen freilich war das Umgekehrte der Fall.

Über die Wirksamkeit der spezifischen Behandlung des durch bedingten Schwachsinns vermag ich aus eigenem nichts beizusteuern, da 3 der 4 hierher gehörigen Kinder nach kurzer Zeit starben und vom vierten keine Auskunft mehr erhalten werden konnte.

Fall 37. Karl D. 1060/13. Geb. 26. 2. 13. A. A.: 24. 2.—29. 4. 14.

Anamn.: Z.A. d. E.: 27—25; beide angeblich gesund. Die im März 14 angestellte WaR ist beim Vater neg., bei der Mutter pos. Vater der Mutter sieht in letzter Zeit schlecht, ist sehr vergeßlich, geht im Dunkeln sehr unsicher (beginnende Taboparalyse!). — 1. Kind, 1 Mon. zu früh normal geb. Gew.: ?. Hatte bei Geburt Ausschlag am ganzen Körper, der vom Arzt als spezifisch angesehen wurde. — Fixiert nicht, schreit beim Anfassen, Nachts auch viel spontan (Sistosches Zeichen), sehr empfindlich gegen Geräusche. Vor 14 Tagen Krämpfe. Seit gestern wird rechtes Auge nicht mehr geschlossen. — Stat.: Hypotrophiker, kann weder sitzen noch stehen. Am 2.—5. Finger links nur je 2 Phalangen, am 2. und 5. Finger Nagel nur angedeutet. Font. 3 × 2 cm, gespannt. Fazialislähmung rechts. Pup. reagieren langsam und wenig ausgiebig. Nystagmus. Pat.R. überaus gesteigert. Babinski +. Nackensteifigkeit. — Verl.: 25. 2. L.P.: tropfenweise ca. 1 ccm stark mit Blut vermischter Liq. Am Nachmittag Krämpfe, von Beinen ausgehend nach oben sich ausbreitend. 28. 2. V.P.: 10 ccm klar. Liq. 8. 3. L.P.: unter hohem Druck klarer Liq. L.P.: 11. 3. 67 cm Druck, klarer aber mit Blut vermischter Liq. 6. 4. Fazialisparese wesentlich gebessert. 28. 4. Pat.-R. sehr lebhaft, Babinski nur R +. Nystagmus stärker. WaR: 24. 2. und 24. 3. +. Therapie: 6 Schmierkuren mit tägl. je 1 g; 4 mal Neosalvarsan intramusk., zusammen 0,325 g; 40 Tage Jodeisensirup, 3 Wochen Welanderbeutel mit 2 g graue Salbe. — Nach Mitteilung ist Kind ½ Jahr nach Entlassung †. Sektion ergab „chronische Gehirnhautentzündung".

Fall 38. Liselotte F. 810/12. Geb. 19. 10. 11. A. A.: 2.—12. 12. 12.

Anamn.: Z.A. d. E.: 47—39. 8. Kind. 6 leben, sind gesund. Ausgetragen, Steißlage, Gew.: ca. 2750 g. — Im 9. Mon. eigentümliche Anfälle mit Augenrollen und in die Kissen- bohren des Kopfes. Wiederholte L.P. Seit kurzem auffallende Unruhe und Bewegungs- drang. — Bis zum 4. Mon. gelacht, dann nicht mehr, kann nicht sitzen und stehen; spricht nicht. Stat.: Atrophiker. Völlige Teilnahmslosigkeit gegen die Umgebung. Fixiert und greift nicht. Stetige Bewegungen in der gesamten willkürlichen Muskulatur von chorea- tischem, bzw. athetotischem Charakter. Pup. reagieren prompt. Hintergrund: Pap. intakt, Venen stark injiziert, Retina leicht hyperämisch. — Kind geht an Bronchopneumonie zu- grunde. — WaR: +.

Fall 39. Hans S. 1193/14. Geb. 12. 8. 12. A. A.: 12. 3.—13. 4. 15.

Anamn.: Z.A. d. E.: 40—39. Vater nervenleidend, vor 20 J. Lues. Bei der Mutter nach Geburt des 1. Kindes vor 22 J. syph. Infektion festgestellt. Vor einigen Monaten WaR +.

War öfter in Behandlung. — 9. Kind, ausgetragen, normal geb. Gew.: ?. 2 Geschwister in ersten Wochen an „Lebensschwäche" gestorben, die 6 anderen leben und sind angeblich gesund. Pat. immer gesund. — Stat.: Hypotrophiker, Rachitiker. Blöder Gesichtsausdruck, auffallend niedrige Stirn und kleiner Kopf, Umfang 46,5. Liegt dauernd regungslos auf dem Rücken, zeigt kein Hungergefühl. Ißt, was man ihm gibt, spricht kein Wort. Kann nur kurze Zeit sitzen. Pup. reagieren; fixiert, Nystagmus. Geschmacksempfindung nicht nachweisbar. WaR: neg. (1 mal). — Kind starb bald nach Entlassung.

Fall 40. Lothar D. 1246/19. Geb. 21. 12. 18. A. A.: 21. 2.—30. 4. 20·

Anamn.: Z.A. d. E.: 24—21. Mutter z. Z. der Geburt Grippe. 1. Kind, ausgetragen, Gew.: ca. 3750 g. Vom 14. Lebenstag ab Schnupfen, den Kind nie ganz verlor. Im 4. Monat durch Unvorsichtigkeit der Pflegerin gefallen, wie, unbekannt, jedoch Oberarmbruch. Seit dieser Zeit soll körperliche und geistige Entwicklung wie abgeschnitten sein. Kann nicht mehr Kopf heben und sitzen, erkennt die Mutter nicht mehr, lacht und sieht nicht mehr. Seit $^1/_4$ Jahr sehr schreckhaft, oft krampfartiges Zusammenzucken. — Stat.: normal entwickelt. Kleiner Hirnschädel, hohe Stirne, Stirnhöcker. Font. und Nähte geschlossen. Augen: fast immer zu, beim Öffnen sieht Bulbus nach abwärts. Strabism. conv. Pup. reagieren; fixiert nicht. Stärkste Unruhe bes. bei Untersuchung, dabei Opisthotonus. Allgemeine Agilität. Reagiert auf keinerlei Reize. Refl. lebhaft, Pat.-R. l > r. Babinski neg. Keine Spasmen. — Verl.: 24. 2. Augenuntersuchung (Prof. Pollack): beiderseitige totale Sehnervenatrophie. 25. 3. Fieber und Krämpfe. Stereotype Bewegungen. Höchste Agilität. 26. 2. L.P.: klarer Liq. unter geringem Druck. WaR im Punktat +. 28. 2. L.P.: geringer Druck, wenig Liq. WaR: diesmal neg. 29. 2. L.P.: im Punktat WaR: —. WaR bei Vater —, bei Mutter +. 16. 3. Agilität geringer; Geisteszustand unverändert schwer idiotisch. — 22. 4. Augenuntersuchung (Prof. Pollack): Links Schielstellung nach innen. Augenbewegungen scheinen frei zu sein. Pup. mittelweit, träge auf Licht und Konvergenz reagierend. Beiderseitige Atrophia n. opt. 27. 4. WaR im Lumbalpunktat zeigt noch eine Spur Hemmung. 30. 4. Entlassungsbefund: Kind ist viel ruhiger geworden, schläft die ganze Nacht und auch tagsüber viel. Die Jaktationen und die wilde Agilität ist ganz geschwunden. Geistig keinerlei Besserung zu bemerken. Reagiert kaum auf Reize, fixiert nicht. Sensibilität nicht wesentlich verändert. Refl. normal. Therapie: 8 mal Neosalvarsan intramusk., im ganzen 0,975 g. 6 Wochen lang Jodkali. — Eine Auskunft über weiteres Befinden konnte nicht erhalten werden.

Zu Fall 37, 38, 39 und 40. Die ersten beiden Kinder bieten keine Besonderheiten. Die zwei anderen bieten insofern Interesse, als von sicher luetischen Eltern abstammend Pat. 39 negativ (nur 1 mal untersucht) reagiert, während bei 40 die Reaktion im Liquor wechselt. Letzterer Fall wurde anfänglich als traumatische Idiotie aufgefaßt, bis der Ausfall der WaR, besonders die der Mutter uns eines anderen belehrte.

12. Die unter einem der Dementia epileptica ähnlichem Bilde verlaufende Gehirnerkrankung („epileptoide Idiotie").

In keinem Kapitel der Neurologie des Kindesalters herrscht eine solche Anarchie der Begriffe wie auf dem Gebiete der Krampfkrankheiten. Zustände, die außer der häufigen Wiederkehr dieser motorischen Entladungen nichts gemein haben, werden wahllos in den großen Sammeltopf der „kindlichen Epilepsie" geworfen. Gerade zusammenfassende Arbeiten sind es, die hierbei die allergrößte Verwirrung anrichten, ich nenne nur die sonst so verdienstvolle Monographie Vogts, in der unter dem Titel: „Die Epilepsie im Kindesalter" in Form und Ursache verschiedenstartige Krankheitsbilder einträchtlich nebeneinander abgehandelt werden, wie Spasmophilie und tuberöse Sklerose, Krämpfe im Gefolge der zerebralen Kinderlähmung und auf kongenitalsyphilitischer Basis. Leider ist auch die Pädiatrie nicht von dem Vorwurfe der Unklarheit in dieser Beziehung freizusprechen, denn wenn Birk schreibt: „Im wesentlichen charakterisiert sich die Diagnose der Epilepsie des Säuglings durch einen negativen Befund, durch das Fehlen der spasmophilen Symptome" und weiter unten: die angeführten Fälle „sind sämtlich als genuine Epilepsie aufgefaßt; nicht aus Überzeugung, sondern aus der Unmöglichkeit heraus, eine richtige Diagnose zu stellen", so halte ich ein derartiges Vorgehen für unberechtigt.   Vor allem aber ist es irreführend die betreffende Arbeit „Die Anfänge der kindlichen Epilepsie" zu benennen, worunter doch meiner Ansicht nach jeder unbefangene Leser die genuine Epilepsie verstehen muß. — Wie verwirrend in klinischer, anatomischer und nicht zuletzt in didaktischer Beziehung ein derartiges Durcheinanderjonglieren der verschiedensten Krankheiten ist, braucht wohl kaum weiters erörtert zu werden.   Es ist deshalb ein besonderes Verdienst Huslers in zwei Arbeiten aus jüngster Zeit einerseits die „genuine" Epilepsie exakt definiert zu haben, andererseits die epileptiformen Krampfkrankheiten im Kindesalter scharf gegeneinander herausgearbeitet zu haben. Husler will als echte, genuine Epilepsie nur jenes Leiden verstehen, „bei dem neben den epileptischen Insulten auch eine Veränderung im Wesen, Charakter oder Intelligenz der Betroffenen zum mindesten angebahnt ist; also eine Erkrankung mit progressiver Tendenz, doch ohne zunächst organisch-nervöse Ausfallserscheinungen". Ich halte diese Definition für eine überaus glückliche.

Dies nur nebenbei. Schon im ersten Teile habe ich die Ansicht ausgesprochen, daß wir bis heute wenigstens noch nicht imstande sind den echten Morbus sacer schon in seinen ersten Anfängen in früher Kinderzeit als solchen zu erkennen.   Die Stellung einer solchen Diagnose glaube ich deshalb in diesem Alter ablehnen zu müssen.   Fünf meiner Fälle sind allerdings sehr verlockend dies dennoch zu tun, da sie nach Ausschaltung dieses Leidens und bei dem Mangel an Sektionsergebnissen recht rätselhaft erscheinen.   In ihrem klinischen Verlaufe ähneln sie in vielem den Kindern I—VI von Birk mit einer Ausnahme nur, nämlich der mehr minder weitgehenden Schädigung des Sehorganes, von der nur ein Patient verschont geblieben ist. — Ich bringe zuerst die Krankengeschichten, um dann auf die nähere Besprechung einzugehen.

Fall 41. Wolfgang S. 786/15. Geb. 18. 8. 14. A. A.: 2. 12. 15—1. 3. 16.
Anamn.: Z.A. d. E.: 36—24. 2. Kind, ausgetragen, normale Geb., ca. 4250 g. Kann noch nicht sitzen, schreit, wenn man es anfaßt, fixiert erst seit ca. 3 Wochen, greift aber nicht, reagiert auf Anruf. — Am 28. 11. plötzlich Krämpfe: lag ganz steif, Schaum vor dem Munde, Zuckungen im Gesicht, dann tetanische Starre. Dauer $1^1/_2$ Std. Kein Fieber. — Stat.: gut entwickelt. Font. 1 × 1 cm, nicht gespannt. Reflexe: o. B. Sehr unruhig, macht dauernd eigentümliche athetotische Bewegungen. Hebt plötzlich den Körper in starkem Opisthotonus. Augen irren ziellos umher, fixiert für kurze Zeit. Scheint auch zu hören. Hebt Kopf, kann nicht sitzen. Völlig idiotisch. — Verl.: 14. 2. Sehr schreckhaft. Augenhintergrund: beiderseits Pap. blaß, starke phys. Exkavation, Rand der Pap. stark pigmentiert. Pap.-Gefäße sehr dünn, bes. links. P.: —; WaP: — (2 mal). — Juli 19: Kind ist in Anstalt, bildungsunfähig.

Fall 42. Alfred B. 396/16. Geb. 17. 4. 16. A. A.: 7.—11. 8. 16.
Anamn.: Z.A. d. E.: 45—34. 2. Kind. Geb.: normal, ausgetragen, 4180 g. Hatte sich gut, auch geistig normal entwickelt. — Am 21. 7. war Kind auffallend blaß, verdrehte die Augen, bekam Zuckungen in den Armen. Dauer ca. 2 Min. Hernach sehr schläfrig. Kein Fieber. Anfälle anfangs alle 1—2 Std., später bis 18mal tägl. Vorboten des Krampfes: kurz vorher Unruhe, Kopf wird hin und her bewegt, Augen blicken starr, Gähnen, leichtes Zucken der Wangenmuskulatur. Eigentlicher Anfall: Allgem. ton. Krampf der gesamt. willkürl. Musk., Kopf nach rückwärts gezerrt, Augen krampfhaft aufgerissen, Risus sardonicus,

Respirationsstillstand, Konjunktival- und Kornealrefl. nicht auslösbar, Pup. anfänglich verengt, dann erweitert. Muskul. bretthart, Unmöglichkeit die Extremit. passiv zu beugen. Nach anfänglichem Erblassen Zyanose des Gesichtes. Dauer $^1/_2$—1 Min. Dann noch vereinzelt Zuckungen in Armen und Beinen, Salivation, Atmung setzt stoßweise ein. Hernach tiefer Schlaf. Puls: kräftig und regelmäßig, Temp. normal (Bericht des Hausarztes). — Während das Kind früher schon lachte, ist es jetzt völlig apathisch, kennt niemand mehr, trinkt teilweise nicht mehr an der Brust, so daß es mit dem Löffel gefüttert werden muß. — Stat.: fettes Kind. Muskul. hypertonisch. Fixiert und greift nicht. Font. 3 × 3 cm, von normaler Spannung. Refl.: lebhaft. Faz.-Phän.: neg. — Verl.: 7. 8.   L.P.: wenige Tropfen klar. Liq. Augenhintergrund (Dr. Pollak): völlig normal. P. und WaR: nicht angestellt. — Mit $3^1/_4$ Jahren (nach Auskunft) kann Kind laufen. Sein geistiger Zustand ist der eines $1^1/_2$jähr. Seit dem 10. Mon. keine Krämpfe mehr, außer bei fieberhaften Erkrankungen (2 mal bisher). Körperlich sehr gesund, immer fröhlich. Versteht nicht, was man ihm sagt. Kann noch gar nicht sprechen. Zeitweise oft mehrmals am Tage Zucken in Armen und Beinen. — Nachricht vom Juli 20: Manchmal noch Anfälle, wenn Kind „körperlich nicht frisch ist". Anfang Juli d. J. 8 Tage lang Apathie, „alle Muskeln schienen erschlafft". Spricht nur wenige Worte, schwätzt aber viel vor sich hin und singt die Melodien vieler Lieder richtig.

Fall 43. Hanni P. 577/16. Geb. 12. 6. 15. A. A.: 2.—8. 10. 16.

Anamn.: Z.A. d. E.: 46—29. Eine Schwester des Vaters ist in späteren Jahren „mannstoll" geworden. — 1. Kind ausgetragen, normale Geb., ca. 3250 g. Im 6. Mon. plötzlich Krämpfe: kurze Rucke in den Armen und Verdrehen der Augen, mit $^3/_4$ Jahren nochmals. Seit Ende des 1. Jahres mit kurzen Intervallen dauernd Krämpfe, die 2—3 mal tägl. in obiger Weise auftraten. Fieber bestand nie, bes. nicht das erste Mal. Seit den Anfällen ist Kind apathisch geworden. Kann nicht sitzen, sprechen, kauen. — Stat.: Leidlich entwickelt. Asymmetrischer Schädel, Font. zu. Fixiert nicht, Pup. reagieren, Epikanthus. Hintergrund (Dr. Moll): Beiderseits Abblassung der Pap., bes. temporal, r > l, kein Lidreflex. Sehvermögen wahrscheinlich gar nicht vorhanden. Diagnose: absteigende Degeneration auf nicht spezifischer Basis. Reflexe: o. B. — Verl.: 8. 10. Häufige ton. Krämpfe. L.P.: normaler Druck, wenig klar. Liq. P.: neg. WaR: neg. (1 mal). — Über das spätere Schicksal des Kindes konnte keine Auskunft erhalten werden.

Fall 44. Herbert H. 1220/18. Geb. 2. 9. 17. A. A.: 3. 3.—7. 8. 19.

Anamn.: Z.A. d. E.: 29—26. Vater Herzfehler. Infectio venera negatur. WaR bei den Eltern (im Hause angestellt): neg. In Nebenlinie der väterlichen Familie litt ein Mitglied an „religiösem", ein anderes an „Verfolgungswahn". — 3. Kind, ausgetragen, normale, schnelle Geb. Gew.: ca. 3750 g. Beide Geschwister gesund, vor dem 1. Kind, vor und nach Pat. je ein Abort. — Im 7. Monat fand Mutter beim Betreten des Zimmers Kind ganz blau vor, es röchelte stark. Seit diesem Tage Anfälle folgender Art: Zuerst Zuckungen in Armen und Beinen und Verdrehen der Augen, Schaum vor dem Munde, „es wirft sich hoch", zuckt mit den Armen, die es nach oben streckt. Die Anfälle werden immer heftiger und häufiger, jetzt 3—4 mal tägl. — Schon vor dem 1. Anfall machte Kind den Eindruck, als ob es weiter zurück sei als die beiden Geschwister im entsprechenden Alter, jedoch kannte es die Mutter, lachte, fixierte und griff. Seit dem Anfall deutlicher Rückschritt; Mutter hat den Eindruck, daß es niemand mehr kennt. Ende November 18 stellte Augenarzt fest, „daß die Augen selbst gut seien, das schlechte Sehen aber vom Gehirn her komme". WaR bei Mutter und Kind im Febr. 19 neg. Stat.: Prächtig entwickelt. Armmuskul. stark spastisch, bes. links. Kopf wird leidlich gehalten, kann nicht sitzen und stehen. Spielt nicht, lacht jedoch unmotiviert. Dauernd zappelnde Bewegungen mit Armen und Beinen. Fixiert nur für Sekunden. Hört. Plattes Hinterhaupt, Font. zu. Pup. reagieren prompt und ausgiebig, zeitweise Strabism. conv. Kein ausgebildetes Skrotum; nur links ein erbsengroßer Hoden zu fühlen. — Sensibilität normal. Pat.-Refl. sehr lebhaft, kein Achillessehnen-, Kremaster- und Bauchdeckenrefl. Babinski, Chvostek: neg. Elektr. Untersuchung ergibt normale Werte. Geschmacksempfindung vorhanden. Geistig tiefster Verfall. — Verl.: 7. 3. Dauernde Bewegung in den Extrem. L.P.: hoher Druck, klar. Liq., ca. 50 ccm. 20. 3. L.P.: erhöhter Druck, klar. Liq. Augenspiegelbefund (Dr. Mühsam): rechte Pap. gerötet, aber nicht geschwollen, Grenzen verwaschen. Sonst o. B. Links Verwaschenheit und Rötung der Pap. viel geringer. Es könnte sich also um eine Staupap. von sehr langem

Bestand handeln. 1. 4. L.P.: 30 cm Druck, ca. 15 ccm. 22. 4. L.P.: 60 cm Druck, ca. 25 ccm klar. Liq. 1. 5. L.P.: 65 cm Druck, 25 ccm. 6. 5. L.P.: Über 80 cm Druck, über 30 ccm abgelassen. 12. 5. L.P.: stark erhöhter Druck, über 25 ccm. 18. 5. L. P.: 73 cm Druck, ca. 15 ccm entleert. 24. 5. L.P.: mittlerer Druck, ca. 35 ccm. — Nach jeder L.P. ist Kind für 1—3 Tage ganz wesentlich ruhiger. 1. 6. L.P.: 65 cm Druck, ca. 30 ccm entleert. 9. 6. 58 cm Druck, ca. 30 ccm. 14. 6. L.P.: 32 cm Druck, 12 ccm. 17. 6. Augenhintergrund (Dr. Mühsam): rechts Pap.-Grenzen deutlich verwaschen, Pap. selbst abgeblaßt. Links: Pap. ebenfalls abgeblaßt, die Verschwommenheit der Grenzen aber bei weitem nicht so ausgesprochen wie R (also abgelaufener Prozeß). 20. 6. L.P.: 40 ccm unter 68 cm Druck. 27. 6. ca. 45 ccm unter ca. 65 cm Druck. Eiweißgehalt des klar. Liq. ca. $^1/_3$ °/oo nach Esbach. Sacch.: neg. 3. 7. L.P.: ca. 40 ccm unter 50 cm Druck. 10. 7. L.P.: 35 ccm unter sehr hohem Druck. 12. 7. Kann immer noch nicht sitzen, Kopf wird leidlich gehalten. Babinski beiderseits +. Pat.-Refl.: sehr lebhaft. Achilles- und Bauchdeckenrefl.: neg. Fazialis- phän.: neg., Oppenheim L +, R —. Tiefste Idiotie. Kind hatte während der ganzen Beobachtungszeit ungemein zahlreiche Anfälle, in denen es Arme und Beine von sich streckte und unaufhörlich zappelnde Bewegungen ausführte. Sehr häufig schmatzendes Geräusch mit den Lippen. Liq. dauernd wasserklar und bei oftmaligen bakt. Untersuchungen steril. P.: —. WaR: 5. 3. neg.; 11. 3. in Blut —, in Liq. +; 20. 3. Blut —, Liq. +; 22. 4. Liq. —; 1. 6. Liq. —; 9. 6. Liq. —. Therapie: Kalk, Sedobrol, Neosalvarsan 0,045 am 16. 3.; 0,15 am 22. 3.; Protojoduret von 24. 3. bis 14. 7., sowie 10 Schmierkuren.

Fall 45. Werner F. 237/19. Geb. 4. 3. 17. A. A.: 2. 6.—15. 8. 19.

Anamn.: Z.A. d. E.: 29—22. 2. Kind, ausgetragen, Geb. normal, Gew.: ?. Gesund bis $^3/_4$ J., damals „Zahnkrämpfe", wobei es die Hände verkrampfte, Augen verdrehte, manch- mal Schaum vor dem Munde hatte und bewußtlos war. Anfälle von ganz kurzer Dauer, hielten aber von Nov. 17 bis Juni 18 an; anfänglich 10—12 mal tägl. nahmen sie allmäh- lich an Zahl ab. Bis zum 1. Anfall körperlich und geistig ganz normal. Seit jener Zeit rapider Verfall: hört sehr schlecht, schrickt nur bei starken Geräuschen zusammen; sieht jedoch. — Jetzt steckt es alles, was ihm in die Hände fällt, in den Mund, schlägt dauernd mit Händen, wackelt mit Kopf, knirscht mit Zähnen. Manchmal zuckt es beim Stehen zusammen und fällt dann um. — Stat.: etwas zurückgeblieben, aber gut genährt. Sitzt, steht und läuft ohne Unterstützung, letzteres aber sehr breitspurig und mit den Armen balancierend. Fixiert für kurze Zeit, wendet Kopf nach Schallquelle. Reagiert kaum auf Anruf. Pup. reagieren prompt, aber nicht ausgiebig. Rechter Hoden im Skrotum, linker im Leistenkanal. Pat.-Refl. r. —, l. +. Oppenheim beiderseits schwach +, l. > r. Kein Chvostek. — Verl.: 3. 6. L.P.: vergeblich. Augenuntersuchung (Dr. Mühsam): Pup. reagieren nicht. Hinter- grund normal. 7. 6. L.P.: ca. $1^1/_2$ ccm mit frischem Blut vermengter Liq. Pup. reaktionslos. 12. 6. Pup. reagieren einwandfrei, jedoch etwas langsam und unvollständig (Durchmesser ca. 2 mm). WaR: in Blut und Liq. neg. Nachricht vom Juli 20: Befinden unverändert. Spielt sehr nett. Spricht nur „Mama" und „ja". Noch unsauber.

Zu Fall 41—45. Gemeinsam allen 5 Patienten ist der plötzliche, unmotiviert wie aus heiterem Himmel kommende erste Anfall, doch ist bei den Kindern 41 und 44 schon vorher eine gewisse körperliche und geistige Rückständigkeit als vorhanden angegeben, bei den übrigen aber nicht ausgeschlossen. Die Anfälle, deren Beginn in den 15. bzw. 3., 6., 7. und 9. Lebensmonat fällt, traten anfangs gehäuft auf, um später an Intensität und Zahl abzuflauen und boten keinerlei von dem üblichen Abweichendes. Jacksonscher Typ wurde nicht beobachtet. Verwunderlich oder gegen eine bestimmte Lokalisation sprechend ist dieses Verhalten nicht, da bekanntlich selbst kleine Herde beim Säugling weit über das ursprüngliche Gebiet hinausgreifende Reizerscheinungen verursachen können. Ganz über- raschend aber war das Befallensein des Sehapparates bei 4 dieser Patienten, die äußerlich wenigstens keine Andeutung von Hydrozephalus zeigten. Nur 42 bot normale Verhältnisse, auch noch im Alter von $3^1/_4$ J., der Zeit, aus der die letzte Nachricht stammt. Kind 41 dagegen hatte eine beginnende, 43 und 44 eine ausgesprochene Atrophie der Optici, während 45 bei normalem Hintergrund nur eine relative und in ihrer Intensität stark schwankende Lichtstarre der Pupillen aufwies. — Ich konnte nirgends in der mir zugänglichen Literatur Ähnliches berichtet finden. Füge ich noch hinzu, daß nur bei Fall 43 und 44 eine, wenn auch nicht schwere und direkte hereditäre Belastung nachzuweisen war, die doch sonst bei Epilepsie 60—80 °/₀ betragen soll, daß

4*

der geistige Verfall schon mit dem ersten Anfall einsetzte und rapide Fortschritte machte[1]), und endlich, daß 4 der Kinder — von 43 konnte ich keine Auskunft erhalten — heute noch am Leben sind, was im Verein mit der Fieberlosigkeit bei Beginn des Leidens sehr gegen Enzephalitis oder Meningitis spricht, so steht man vor einem Rätsel, dessen Lösung ich nicht zu finden vermag. Erwähnen möchte ich auch noch, daß alle 5 Patienten ein die Norm übersteigendes Längenwachstum zeigten, während die übrigen fast ausnahmslos dahinter zurückblieben (siehe Anhang). Auch die Annahme thrombotischer oder embolischer Prozesse, ebenso wie die von Blutungen aus Gehirngefäßen, sei es per diapedesin oder rhexin, hat hierbei kaum eine Wahrscheinlichkeit für sich. Trotz allem möchte ich nicht meine Zuflucht zu der bequemen Diagnose „Epilepsie" nehmen, vor allem ist es der Augenbefund, der mich davon abhält. Ich gebrauche deshalb für diesen Verlaufstyp einstweilen den Namen „epileptoide Idiotie". Ähnlich verlaufende, aber psychisch weniger schwer geschädigte Fälle fand ich in unserem Archiv nicht, es scheint also bei dieser Krankheitsform die Prognose quoad Intelligenz immer eine sehr schlechte zu sein. Für ausgeschlossen jedoch halte ich eine sub partu erworbene Schädigung nicht, die ähnlich vielen Fällen von Little erst in späteren Monaten klinisch manifest wird. Beobachtungen an Frühgeburten wenigstens (siehe Ylppö) sprechen nicht gegen diese Annahme.

Einer kurzen Berücksichtigung bedarf noch Kind 44, einerseits wegen des starken, sich immer wieder auffüllenden Hydrozephalus, andererseits wegen der positiven Reaktion des Liquors im Gegensatz zur negativen im Blute. Unser Wissen über die Bewertung der WaR im Liquor bei akuten Gehirnerkrankungen ist noch lange nicht abgeschlossen und in letzter Zeit mehren sich die Mitteilungen, nach denen bei verschiedenen Gehirnprozessen, besonders bei Meningitis epidemica, der Liquor Hemmung zeigt (Kraemer, Zadeck; Stern bei Malaria und Sarkom). Voraussichtlich dürfte der starke und akute Lipoidzerfall im Zentralnervensystem für den positiven Ausfall der WaR verantwortlich gemacht werden[2]).

C. Idiotien infolge traumatischer Schädigungen des Gehirns.

Die Häufigkeit eines traumatischen Ursprungs der kindlichen Defektpsychosen ist allbekannt, doch wird diese Ätiologie so lange in ihrer ganzen Bedeutung gewaltig unterschätzt, als man Schädigungen der Gehirnentwicklung durch den Geburtsvorgang an sich, vor allem einem vorzeitig erfolgten nicht entsprechend in Rechnung setzt. Was den letzten Punkt anlangt, so hat Ylppö in seiner schon mehrfach zitierten Arbeit wieder einmal auf die Wichtigkeit dieser Erkenntnis, die von seiten der Geburtshelfer zum mindesten viel zu gering erachtet wird, hingewiesen und zeigen können, daß von seinen rund 300 hierfür in Betracht kommenden Frühgeborenen nicht weniger als $7{,}4^0/_0$ sich späterhin als Idioten oder sicher Imbezille herausstellten. Meine Untersuchungen, von einer anderen Seite ausgehend, ergaben, daß bei 19 von 70 Kindern, das ist bei mehr als $^1/_4$ derselben der einzig auffindbare Grund des Schwachsinnes in dem Trauma der Geburt erblickt werden muß. 11 davon, also fast $^1/_6$ aller waren vorzeitig Geborene. Von diesen später.

Die Einteilung der so entstandenen Idiotien in pränatal, natal und postnatal erworbene ist naheliegend.

---

[1]) Was also der oben angeführten Definition der Epilepsie durch Husler widerspricht.

[2]) Kurz vor Abschluß der Korrekturen konnte ich selbst bei 3 Säuglingen mit epidem. Zerebrospinalmeningitis eine positive WaR im Liquor nachweisen, während sie im Blute negativ war und auch der klinische Befund in nichts für Lues sprach.

13. Idiotien infolge pränataler traumatischer Schädigungen.

Seit alters werden neben psychischen Einflüssen Gewalteinwirkungen, denen eine schwangere Mutter ausgesetzt war, für Störungen der geistigen Entwicklung eines Kindes hoch gewertet. Doch sind alle derartigen Angaben, mögen sie aus Ärzte- oder Laienkreisen stammen, nur mit größter Vorsicht aufzunehmen.

Die Zahl der Fälle, die mit einiger Wahrscheinlichkeit als hierher gehörig zu betrachten sind, ist demnach auch äußerst klein, sicherlich weit geringer als dies z. B. Koenig noch in seiner Statistik annimmt. Das Wenige, was ich darüber in der Literatur finden konnte, ist folgendes: Vogt (a) erwähnt Gauchard und Schüller[1], Ziehen Scheffers und Sachs. Der Fall von Sachs betrifft einen Idioten mit Optikuserkrankung, dessen Mutter im 5. Schwangerschaftsmonat aus einem Wagen geschleudert worden war. Ein weiterer, wahrscheinlich einschlägiger Fall ist der Langers, der seinerseits wieder weitgehende Ähnlichkeit mit einem von Seitz beschriebenen aufweist. Ferner gedenkt Ziehen noch der Abtreibungsversuche und möglicherweise dadurch verursachter Schädelverletzungen der Frucht und zitiert Howe, der dies unter 400 Fällen angeblich 7 mal mit Sicherheit konstatieren konnte. — Die durch das Trauma gesetzten und so das organische Substrat des geistigen Defektes bildenden Veränderungen der Hirnrinde sind wohl in der ganz überwiegenden Mehrzahl Folgen von Blutungen aus größeren oder kleineren intrakraniellen Gefäßen, worauf im nächsten Abschnitt im Zusammenhang ausführlich eingegangen werden soll. Meine einzige hierher gehörige, wohl einwandfreie Beobachtung betrifft:

Fall 46. Edith F. 572/15. Geb. 1. 2. 15. A. A.: 1.—27. 10. 15.

Anamn.: Z.A. d. E.: 33—27. 3. Kind. Ausgetragen, normale Geb., ca. 3000 g. — 8 Wochen a. p. trat die Mutter beim Fensterputzen neben den Stuhl, den sie zum Herabsteigen benutzen wollte, und fiel auf die Lehne, diese zwischen die Beine bekommend. Sehr starke Blutung aus Schwellkörperriß, der 11 Nadeln erforderte. — Kind seit Geb. anfallsweise Krämpfe, Kopf in Kissen gebohrt, streckt Arme steif von sich. Außerhalb der Anfälle sehr spastisch, Arme und Beine passiv nur schwer zu beugen. Fixiert nicht, starrt dauernd auf denselben Punkt, lacht nicht, kann nicht sitzen und Kopf heben. Hörvermögen soll vorhanden sein. — Stat.: Kleiner Atrophiker, apathisch, Blick irrt mit stereotypen Augenbewegungen umher. Bei vorsichtigem Anfassen keine ausgesprochenen Spasmen, bei brüskem jedoch stärkste Streckspasmen in Extremitäten. Schmerz- und Temperaturempfindung nachweisbar. Kopf sehr klein, 36,5 cm, Font. 4 × 3 cm, nicht gespannt. Pup. reagieren träge. Herz: Galopprhythmus und Irregularität. Pat.-Refl. lebhaft. — Verl.: 4. 10. L.P.: Druck normal, Liq. klar. Häufig stereotype Bewegungen mit rechtem Arm. Augenhintergrund: normal, nur etwas blaß. — Auskunft: im März 16 †; zuletzt wieder Krämpfe.

14. Idiotien infolge Geburtstraumas oder Asphyxie am normalen Ende der Schwangerschaft.

Um Wiederholungen zu vermeiden werde ich hier Häufigkeit, Klinik und Pathologie der Geburtstraumen für Ausgetragene und Frühgeborene gemeinschaftlich besprechen.

Daß Schädigungen des Kindes bei allen schwereren Geburten besonders häufig beobachtet werden, ist selbstverständlich; es ist aber nachdrücklichst zu betonen, daß auch ein in geburtshilflich-klinischem Sinne ganz normaler Verlauf für das Objekt ein schweres Trauma bedeuten kann. Ein beredtes Beispiel letzterer Art stellen vor allem die Frühgeborenen dar, bei denen einleuchtenderweise neben der Unfertigkeit des gesamten Gefäßapparates (besonders

---

[1] Gauchard im Original mir nicht zugänglich; Schüller mit falscher Quellenangabe zitiert.

infolge Fehlens oder noch mangelhafter Ausbildung der elastischen Fasern) der meist überaus schnelle Durchtritt eines wenig soliden Schädels durch die unvorbereiteten Geburtswege eine große Rolle spielt. Andererseits können auch Erkrankungen der Gefäßwände, wie Ranke dies für die kongenitale Lues nachgewiesen hat, die Disposition zu Rupturen schaffen. Seine Annahme, daß bei ausgetragenen und gesunden Früchten es dazu grober mechanischer Momente bedarf, halte ich nicht für begründet, da meiner Ansicht nach vom Standpunkte des Nasciturus aus es weiterer „grober mechanischer Momente" wahrlich nicht mehr bedarf. Welche anderen, Blutungen begünstigende Faktoren noch mitwirken müssen, entzieht sich unserer Kenntnis. Tatsache ist, daß selbst bei durch Kaiserschnitt geborenen Kindern zerebrale Hämorrhagien auftreten können, wie dies Küstner und Demelin (zitiert nach Meyer) sahen und wie ich selbst auf Grund der klinischen Beobachtung bei einem Falle (54) annehmen muß. Hier war man erst zur Operation geschritten, als nach langer Geburtsdauer eine Entbindung per vias naturales unmöglich erschien. — Daß ein Erguß nicht schon am Tage der Geburt seine größte Ausdehnung erreicht zu haben braucht bzw. Nachblutungen sehr häufig eintreten, machen die klinischen Erscheinungen ebenso wahrscheinlich wie ein Vergleich mit den Kephalhämatomen. Ja es hat häufig sogar den Anschein, als ob diese Blutungen erst Stunden oder Tage nach der Geburt entstanden seien[1]).

Eine Mitbeteiligung anderer, in der Frucht selbst gelegener Hilfsmomente, vor allem der beliebten hereditären Belastung halte ich für unwahrscheinlich im Gegensatz zu Finkelstein, der in seinem Lehrbuche schreibt: „Dem (d. h. der Annahme einer besonderen Disposition in Form einer erhöhten Vulnerabilität des Gehirns) kommt zu Hilfe, daß sorgfältige Statistiken fast regelmäßig eine starke, zuweilen erschreckende erbliche Belastung feststellen, welche gestattet, in der abnormen Reaktion des abnormen Individuums ein Hauptmoment für die Genese der intra partum erworbenen Gehirnerkrankung zu suchen." Beweise irgendwelcher Art für diese Auffassung liegen meines Wissens nicht vor, außerdem ist „hereditäre Belastung" derart „pandemisch", daß sie jederzeit im Bedarfsfalle zur Hand ist.

Über den Anteil des Geburtstraumas überhaupt am kindlichen Schwachsinn in ätiologischer Hinsicht, gebe folgendes Auskunft: Mitschell (zit. bei Runge) konnte bei 494 Idioten mit genauer Geburtsanamnese in 21,9% (bei 57 der Kinder dauerte die Entbindung über 36 Stunden, 22 waren durch Zange entbunden, der Rest war asphyktisch zur Welt gekommen), Heubner unter 87 Kindern 14 mal (= 16,1%), Klotz bei 7,6%, Bullard bei $1/_8$ der kongenitalen und $1/_5$ aller Idioten überhaupt (176 Fälle) dieses Moment nachweisen. Endlich nenne ich noch Fletcher und Beach, die bei 4,3% ihrer 810 Idioten die Zange und bei 26,6% eine schwierige und protrahierte Geburt als ursächliches Moment anschuldigen, sowie endlich Wulff, der zu einem ganz analogen Resultat kommt[2]). — Etwas skeptischer in dieser Beziehung scheint Weygandt (a) zu sein, während sich die Geburtshelfer in dieser Beziehung meist direkt ablehnend verhalten, so z. B. Beatus und Hannes. Ganz besonders gilt dies für die Auffassung des Partus praematurus durch die Gynäkologen, ich nenne vor allem hier Wall. Leider aber ist man auch im kinderärztlichen Lager noch teilweise derselben Ansicht, so meint wieder Finkelstein (Lehrbuch), daß „für die spontane und künstliche Frühgeburt wohl jeder Arzt die Seltenheit nervöser Komplikationen aus eigenem bestätigen kann". Ylppös Erfahrungen jedoch widersprechen dem aufs schärfste.

Eine die Literatur zusammenfassende Darstellung über „Die ätiologische Bedeutung des Geburtstraumas für die geistige und körperliche Entwicklung" verdanken wir Klotz, auf die ich besonders verweisen möchte. Aus eigenem Material (144 Idioten und Epileptiker)

---

[1]) Diese Meinung teilen auch Potocki und Lerant (siehe unten bei Ballantyne).
[2]) Holland bringt ebenfalls einen Teil der infantilen Zerebrallähmungen, spastischen Paraplegien und geistigen Defekte mit schweren Geburten in Zusammenhang.

erwähnt Klotz 19 abnorme Geburten (8 mal protrahierte Geburt, 3 mal Asphyxie und 8 mal Zange). Nach Ausscheidung der Fälle mit hereditärer Belastung blieben ihm noch 11, bei denen jedes weitere ätiologische oder prädisponierende Moment auszuschalten war. Sie verteilten sich folgendermaßen:

	Schwere Geburt	Asphyxie	Zange
Idiotie	2	2	1
Imbezillität	3	—	2
Epilepsie	—	—	1

(„Diese Zahlen sind mit großer Rigorosität gewonnen".) — Endlich ist noch die jüngste Zusammenstellung von Schott (d) zu nennen, der unter 1100 Fällen von Schwachsinnigen 150 mal (13,63 %) Geburtsschädigungen (im weitesten Sinne) antraf. Nur bei 30 aber, = 2,81 % seien diese die einzige Ursache der geistigen Minderwertigkeit gewesen, während bei den anderen Trunksucht (in $^1/_9$ aller) und Blutsverwandtschaft (in 4,6 %) der Eltern und ähnliche Gründe die Hauptschuld getragen haben sollen.

Was eine die psychische Entwicklung schädigende Wirkung der Asphyxie anlangt, die nach Heubner wichtiger sei als die Geburtsblutung, so möchte ich mit Finkelstein, Ylppö u. a. annehmen, daß bei einer Anzahl von Fällen, vielleicht sogar bei der größten aller, diese Asphyxie erst als Folge einer durch die Geburt bedingten Hirnläsion aufzufassen ist. So hat Seitz bei 13 asphyktisch geborenen Kindern 11 mal bei der Obduktion Gehirnblutungen gesehen. Andererseits ist es bei der außerordentlich hohen Empfindlichkeit des Nervensystems gegen Zirkulationsstörungen wohl verständlich, daß auch eine primäre Asphyxie den Grund zu späteren Defekten zu legen vermag.

Um wieder auf die Hämorrhagien zurückzukommen, so werden intrakranielle Blutaustritte und deren Residuen bei Sektionen, vorausgesetzt daß man überhaupt auf sie fahndet, schon makroskopisch weit öfter gefunden, als gemeiniglich angenommen wird. Bei Frühgeborenen, bei denen sie überaus häufig beobachtet werden, nehmen sie mit fortschreitender Reife rapide ab.

Ylppö z. B. konnte Blutungen bei längere oder kürzere Zeit extrauterin am Leben gebliebenen Früchten unter 1000 g in 90, bei solchen von 1001—1500 in 76,5, von 1501—2000 in 35,3 und von 2001—2500 g noch in 26,7 %, Hutinel und Babonneix bei Frühgeborenen verschiedenen Entwicklungsgrades in 18 % konstatieren. Bei Kindern ohne Angabe, ob vor- oder rechtzeitig geboren, stellte Weihe Hämorrhagien unter 959 in 12,7 und Döhle bei 395 in 12,2 % fest und zwar handelte es sich bei diesem Autor 38 mal um Kinder bis zum 1., 10 mal um solche vom Ende dieses bis zum 8. Jahre, während im 9. und 10. eine Pachymeningitis haemorrh. int. nicht mehr zur Beobachtung kam. In großzügiger Weise hat Kowitz diese älteren Untersuchungen des Kieler pathologischen Institutes fortgesetzt und die Protokolle von 5989 Kindersektionen daraufhin durchforscht. Seine Resultate sind nach Ausschluß aller Föten unter 6 Monaten, der intrauterin Abgestorbenen, der Mißbildungen, der Lebensunfähigen und der mit zerstückelnden Operationen Geborenen kurz folgende: 1014 = 16,9 % zeigten intrakranielle Blutungen oder deren Spuren, und zwar von 1203 Totgeborenen 25,5, von 911 Säuglingen der ersten Lebenswoche 26,6, von 1715 des übrigen ersten Trimenons 14,7, von 1607 der übrigen Dreiviertel des ersten Lebensjahres 10 und von 553 Kindern des 2. Jahres 9,4 %. Bei den ersten beiden Gruppen überragten bei weitem die frischen Blutungen, bei den drei übrigen die Residuen alter. Nach der Lokalisation betrafen: die Dura und die Hirnsinus 55,2, die Arachnoidea 23,2, die Ventrikel 11,7 und die Hirnsubstanz 9,9 %. — Diese Angaben von Kowitz stimmen nicht völlig mit denen Ylppös überein, insoferne als bei diesem die subarachnoidealen und intrapialen Blutungen vorherrschten. Diese Unstimmigkeit erklärt sich wohl aus der Verschiedenartigkeit des Materials, vor allem einem verschiedenen Alter der Kinder. — Der Lieblingssitz dieser bisweilen tief in den Sulcus centralis sich erstreckenden Ergüsse ist die Schädelhöhe beiderseits des Sulcus longitudinalis im Gebiete der motorischen Rindenzentren. Ihre Intensität ist verschieden, von wenigen Tropfen bis zu einem

Umfange, daß die ganze Gehirnoberfläche wie von einer blutigen Haube überzogen erscheint. Letzteres sieht man wieder besonders häufig bei ganz jungen Früchten, bei welchen man auch die Seitenventrikel „in der Mehrzahl der Fälle teils mit flüssigem Blut, teils mit dicken, schwarzen blutegelartigen Gerinnseln gänzlich erfüllt" findet. Diese Koagel können so massig sein, daß sie einen vollständigen Ausguß der Hirnkammern darstellen. Eine weitere Prädilektionsstelle — an der Basis cranii — ist die Gegend des Kleinhirns, insbesondere dessen Unterfläche. Bei diesen Kindern kommt es regelmäßig auch zu Rückenmarksblutungen, die aber fast stets außerhalb der harten Haut, epidural, auftreten (Ylppö).

In auffallendem Gegensatze zu diesen, den Pathologen also wohlbekannten Erscheinungen stehen die spärlichen Angaben über einen klinischen Nachweis sowohl frischer Blutungen als auch deren Spätfolgen bei Individuen, die diesen Insult überleben. Wenn dies tatsächlich vorkommt, woran zu zweifeln kein Grund vorhanden ist, wie äußern sich dann diese Prozesse am Krankenbett bzw. am Sektionstisch, wenn der Tod erst nach längerer Zeit erfolgt ist? Ich möchte zuerst auf letzteren Punkt eingehen und erinnere vor allem daran, daß Kowitz mit steigendem Alter ein rapides Absinken wenigstens makroskopisch nachweisbarer Residuen in Gestalt von Pigmentherden oder einer Pachymeningitis festgestellt hat. Zwei Erklärungen sind dafür möglich: entweder haben die Träger derartiger Prozesse nur geringe Lebensaussichten, was sicherlich zugegeben werden muß, oder aber diese Hämorrhagien können so vollständig resorbiert werden, daß sie der Untersuchung entgehen.

Da ich keinerlei eigenen Erfahrungen hierüber besitze, muß ich mich wieder an die Literatur halten. Nach Fr. Schultze befindet sich die Hirnsubstanz unter dem Drucke in die Schädelhöhle ergossenen Blutes in einem Zustande der Kompression, was bei leichteren Fällen ohne Folgen ausheilen, bei schweren aber zu einer mangelhaften Entwicklung des Gehirnes führen kann, dies häufig in Form der Mikrogyrie und Sklerose (Herdsklerose Heubners, multiple Sklerose! Verf.) oder von Zysten und geringen Graden von Porenzephalie. (Vergl. unten Spatz.) Er resümiert auf Grund von 6 klinischen Fällen von Schwachsinn sowie den Sektionsergebnissen dreier sofort nach der Entbindung gestorbener Kinder folgendermaßen: „Daraus folgt . . . . ., daß die Veränderungen im zentralen Nervensystem schwer und langsam entbundener Kinder noch mannigfaltigerer Natur sein können, als angenommen wird, und daß bei der in unseren Fällen gefundenen Lokalisierung der Blutungen und der durch sie gesetzten Zerstörungen möglicherweise auch spinale und bulbäre Leiden des späteren Lebensalters in ihnen ihren ersten Keim und Ursprung haben können." Ylppö hatte bei seinen Frühgeborenen nur in wenigen Fällen Gelegenheit die Resorptionsvorgänge zu verfolgen. So war bei einem Kinde, das im Alter von 35 Tagen starb, die Pia am Hinterkopfe diffus schwach-bräunlich verfärbt, über den Frontallappen aber schmutziggrau, verdickt und an einigen Stellen mit der leicht nekrotisch erweichten Hirnsubstanz verwachsen. Daneben zeigten sich kleinere bräunlich-körnige Massen. Hätte dieses Kind längere Zeit gelebt, so wäre die Annahme wohl berechtigt, daß es hier zu einem porenzephalischen Defekt gekommen wäre. — Ventrikelblutungen werden insofern oft verhängnisvoll, als sie durch Ependym- und Plexusreizung zu gesteigerter Bildung von Liquor oder zu einer Abflußbehinderung desselben und so zu sekundärem Hydrozephalus führen können. — Eine genaue mikroskopische Untersuchung des Gehirnes eines fünfmonatigen Säuglings, der durch forcierte Zangenextraktion am nachfolgenden Kopf geboren wurde, verdanken wir Schmincke[1]. Das Gehirn des an Pneumonie gestorbenen Kindes zeigte multiple Narbenbildungen im

---

[1] Auf diese Arbeit möchte ich ganz besonders hinweisen, da Schmincke ausführlich alle hier interessierenden Fragen bespricht, so z. B. ob die Erweichung die Folge einer primären traumatischen Blutung ist oder ob sie auch ohne solche durch molekulare Erschütterung der Hirnsubstanz allein zustande kommen kann. Ferner läßt er sich über die weiteren Schicksale der nach Blutungen entstandenen Degenerationsherde aus, sowie darüber, ob die den Prozeß der Pachym. h. i. einleitenden Veränderungen nicht die Blutung sondern eine traumatische Schädigung des Duraendothels mit sekundären Wucherungen der subendothelialen Duraschichten darstelle, wobei die Blutung sekundär — akzidentell — in die neugebildeten und gewucherten Membranen hineinerfolgt. Studien über den histologischen Aufbau der Narben beschließen die Ausführungen.

subkortikalen Markgewebe des Großhirns, ferner leptomeningitische Veränderungen und Pachymeningitis haem. int., in der reichlich Kokken gefunden wurden (loc. min. resist!). Dürck (zit. n. Ylppö) hat in Tierversuchen gezeigt, daß künstlich hervorgerufene Gehirnblutungen nur äußerst langsam aufgesaugt werden: noch nach ca. 2 Monaten konnten Reste in Form gelblicher Pigmentierungen im Gehirngewebe nachgewiesen werden. — Da es nicht meine Absicht ist hier die ganze Pachymeningitisfrage aufzurollen, muß ich mich mit diesen wenigen Angaben begnügen und auf die entsprechenden Arbeiten verweisen. Ich erwähne nur noch, daß Kowitz geneigt ist die Pachymeningitis haem. int. generell auf Geburtsblutungen zurückzuführen, während z. B. Roth wieder glaubt, daß hierbei „die Infektion die Hauptsache" sei.

Ich möchte nicht versäumen an dieser Stelle zum besseren Verständnis der mechanischen Wirkung derartiger Blutergüsse auf das Zentralorgan noch zweier experimenteller Arbeiten zu gedenken. Die eine stammt von Neumayer, der Kaninchen Bleikugeln zwischen Dura und Knochen einführte. Seine Resultate sind kurz folgende: Gerade die ersten 24 Stunden eines gleichmäßig wirkenden Druckes verursachen die größten Veränderungen vor allem des Nervengewebes, wesentlich charakterisiert durch Degenerationserscheinungen sowohl der Zellen als der Fasern der oberflächlichen, d. i. der Tangential- und kleinen Pyramidenzellenschicht. Bei länger dauerndem Drucke schreiten die histologischen Veränderungen nur mehr langsam fort, und zwar beschränken sich in diesem Zeitraume die Gewebsveränderungen nicht mehr nur auf die oben erwähnten Schichten, sondern greifen mehr in die Tiefe. In den oberen aber beginnt jetzt auch eine Zunahme des Stützgewebes auf Kosten der nervösen Elemente, sowie eine Verdickung der Pia. Hält der Druck des Fremdkörpers weiterhin, 10—60 Tage, an, dann manifestieren sich die in dieser Zeit auftretenden Erscheinungen in einer progressiven Abnahme der nervösen Elemente auch der tieferen Partien der Gehirnrinde, in einer Zunahme des Stützgewebes nämlich, während in den oberflächlichen Schichten die degenerativen und produktiven Prozesse zum Stillstande gekommen sind. — Die überaus beachtenswerte Arbeit, von Spatz, stützt sich auf Versuche an neugeborenen Kaninchen, die 2—80 Tage nach Rückenmarksdurchschneidung getötet wurden. Er konnte nachweisen, daß die traumatische Degeneration beim neugeborenen Tier wesentlich anders verläuft als beim erwachsenen. Das der Läsion zunächstliegende Gebiet verflüssigt sich außerordentlich rasch und hinterläßt keine geformten Residuen. Auch in der auf diese Zone folgenden gehen die Abbauvorgänge der zerfallenden nervösen Elemente sehr rasch vor sich. Im Gegensatze zum Erwachsenen folgt hier dem Ausfall der nervösen Elemente keine bleibende reaktive Veränderung des Stützgewebes im Sinne einer bindegewebigen und gliösen Narbenbildung. Auf Grund dieser und der übrigen Befunde schließt Verfasser, „daß im Bilde der Porenzephalie eine dem unreifen zentralen Nervengewebe eigentümliche Reaktionsweise zum Ausdruck komme, daß dieselben Initialläsionen, die am erwachsenen Gehirn auf dem Wege der Erweichung zur gliösen und bindegewebigen Narbe führen, am unreifen Organ mittels rapider Verflüssigung die Bildung eines scharf umrandeten Porus verursachen".

Welches sind nun die klinischen Erscheinungen der Gehirnblutungen Neugeborener? So eindeutig und klar das Krankheitsbild beim Erwachsenen sich darstellt, ebenso schwierig ist die Diagnose in den ersten Lebenstagen. Vor allem werden ungemein häufig jegliche Drucksymptome vermißt, vermehrte Fontanellenspannung ebenso wie Pulsverlangsamung. Besonders ersteres lenkt oft von der richtigen Spur ab. Weit eher findet man zu Anfang Krämpfe oder Spasmen, auch Nackensteifigkeit, manchmal häufiges und tiefes Gähnen oder hartnäckigen Singultus. Das wichtigste, aber bei Frühgeborenen nicht so eindeutige Symptom ist das Unvermögen zu saugen und zu schlucken, in letzter Zeit von Meyer und von Ylppö besonders betont. Little selbst hat schon das Auftreten von ausgesprochenen Schluckstörungen, die aber später wieder spurlos verschwinden können, bei dem nach ihm benannten Symptomenkomplex hervorgehoben. Füge ich noch hinzu, daß nach Nißl v. Mayendorf die Foci für die Schling- und Kaumuskulatur in der die vordere Wand der

Zentralfurche bildenden hinteren Hälfte des unteren Drittels der vorderen
Zentralwindung liegen, eine Gegend, die, wie wir sahen, gerade dem Lieblingssitz der Blutaustritte entspricht, und daß endlich nach alter klinischer Er-
fahrung Saugungeschick oder -unvermögen des Neugeborenen oft das erste
Verdachtsmoment auf geistige Minderwertigkeit darstellen, so ergibt sich daraus
der hohe Wert einer derartigen klinischen Beobachtung bzw. anamnestischen
Angabe. — Auf eine weitere, dem Heubnerschen Hampelmannphänomen
ganz ähnliche Erscheinung macht Ylppö ferner noch aufmerksam, die beim
Beklopfen des Sternums ausgelöst wird. „Es handelt sich um ein blitzartiges
Hochheben der Arme und Zucken der Beine. Dieses Phänomen tritt bei
Kindern mit Gehirnblutungen in den ersten Lebenstagen besonders deutlich
auf, um allmählich abzuflauen." Er konnte dieses und das Schluckunver-
mögen bei der Mehrzahl seiner Frühgeborenen beobachten, die später am
Sektionstisch Hämorrhagien im Schädel aufwiesen. — Wichtig, wenn auch
lange nicht so regelmäßig sind abnorme Temperaturschwankungen,
wechselnd zwischen Kollaps- und Fiebergraden, die auf keine sonst bestimm-
bare Ursache, auch nicht enteral-infektiöser Natur sich zurückführen lassen.
Daß bei vorzeitig geborenen Kindern dieses Verhalten lange nicht solchen
diagnostischen Wert besitzt wie bei ausgetragenen, liegt auf der Hand. —
Endlich führt Meyer noch schnappende Atemzüge, Verschieden-
heit der Lidöffnung, Ptosis und Opisthotonus an[1] [2].

Das wichtigste Hilfsmittel der Diagnose ist die Lumbalpunktion und
der durch sie erbrachte Nachweis von Blut im Liquor cerebrospinalis. Fehl-
schlüsse nach der positiven wie der negativen Seite hin können jedoch dadurch
zustande kommen, daß einerseits eine Verletzung des Plexus im Wirbelkanal
Blutungen vortäuschen, andererseits auch bei tatsächlich bestehenden Ergüssen im Schädel der Liquor der tieferen Abschnitte völlig normale Verhältnisse bieten kann. Gegen erstere Fehldiagnose schützt vor allem die sofortige
mikroskopische Untersuchung. Während sich frisches Blut aus angestochenen
Venen durch die völlige Intaktheit der roten Blutkörperchen verrät, zeigen
diese sonst Stechapfelform. Nach Bernheim-Karrer spricht besonders der
Befund phagozytierter Erythrozyten (im nativen oder May-Grünwald-Präparat)
für subarachnoidealen Bluterguß. Nach längerem Bestehen desselben liefert die
Lumbalpunktion ein ockergelbes, bernsteinfarbiges oder hellgelbes Punktat,
das einwandfrei die Diagnose Blutung in die Schädelhöhle zu stellen erlaubt.

Im Gegensatze zu der oben erwähnten topographischen Angabe Mayen-
dorfs, die durch eine Beobachtung Schaffers[3]) Bestätigung finden, steht
die Tatsache, daß Störungen des Schluckaktes und der Atmung, Asphyxie

---

[1]) Über intraventrikuläre Hirnblutungen bei und bald nach der Geburt liegt eine
Arbeit von Ballantyne vor, deren (engl.) Original mir jedoch nicht zugänglich war.

[2]) Schäfer hat unter 680 Sektionen von Neugeborenen 140 mal = 20,6% intrakranielle
Blutungen gesehen, die als die Todesursache anzusprechen waren. Nach ihm müssen lebend-
geborene Kinder, die auffallend blaß sind, tief und schnappend atmen und hell und durch-
dringend schreien, den Verdacht auf intrakranielle Blutungen erwecken. Gewöhnlich gehen
solche Kinder unter Fiebersteigerung oder mit Auftreten von Untertemperaturen bald zugrunde. Nur in seltenen Fällen bleiben sie am Leben und es besteht dann die Gefahr der
geistigen Defekte.

[3]) Schaffer sezierte eine 67jährige Frau, die klinisch nach einem Insult eine assoziierte
linksseitige faziobrachiale Monoplegie und bulbäre Symptome bot. Anatomisch fand sich
eine Erweichung der Rinde der unteren $^2/_3$ der rechten vorderen Zentralwindung.

usw. für gewöhnlich als bulbäre Symptome gelten. Ylppö hat nun, wie schon ausgeführt, bei seinen Frühgeborenen eine zweite Prädilektionsstelle intrakranieller Blutungen, näm'ich die Umgebung des Kleinhirns und des verlängerten Markes gefunden. Diese können hier so ausgedehnt sein, daß das ganze Kleinhirn in einer roten Lache geradezu schwimmt und die Pia in eine blutig-sulzige dicke Schwarte verwandelt ist. — Dies gibt mir Gelegenheit, hier auf ein bisher noch recht ungeklärtes Krankheitsbild, die sogenannte Pseudobulbärparalyse der Kinder, kurz einzugehen.

Bei dem Interesse, das dieses Leiden bietet, und einem gewissen Zusammenhange desselben mit meinem Thema glaube ich mir diese Abschweifung gestatten zu dürfen. Da ich mich kurz fassen muß, verweise ich auf das Kapitel „Pseudobulbärparalyse des Kindesalters" von H. Vogt in Lewandowskys Handbuch der Neurologie, dem ich folgende Sätze entnehme: Als erster hat Oppenheim „die Tatsache festgelegt, daß ein durchaus bulbärer Symptomenkomplex in solchen Fällen von Kinderlähmung auftreten kann, die bei der Sektion lediglich eine Läsion des Großhirns zeigen". „Die Intelligenz ist im Sinne des jugendlichen Schwachsinns häufig gestört." „Pathologisch-anatomisch fehlt — darin liegt das Wesentliche des ganzen Krankheitsbegriffes — jede Affektion der Medulla oblongata. Bei den immerhin ziemlich zahlreichen Fällen, von denen heute Sektionsprotokolle vorliegen, handelt es sich um die verschiedenartigsten Läsionen des Großhirnes, wie sie der zerebralen Kinderlähmung zugrunde liegen". — Wir sehen also hier dieselbe Verwandtschaft der Pseudobulbärparalyse mit der zerebralen Kinderlähmung, wie oben zwischen dieser und der Idiotie. Was läge näher, als auch für sie, die Pseudobulbärparalyse, das Geburtstrauma als vielleicht nicht unwesentlichen ätiologischen Faktor mit heranzuziehen? — Die Literatur der zerebralen Diplegien ist reich an Beobachtungen, die meine Vermutung, denn um eine solche kann es sich einstweilen nur handeln, stützen, ohne daß ich ausführlicher auf dieses Thema eingehen kann. Nur die Arbeit Dippelts sei noch erwähnt, in der sie „2 Fälle von angeborener spastischer Gliederstarre mit stark hervortretenden Pseudobulbärsymptomen" veröffentlicht hat. Eines dieser Kinder war infolge Nabelschnurvorfalles asphyktisch geboren, so daß Schultzesche Schwingungen (!) angewandt werden mußten, wobei Blut aus Mund und Nase kam.

Was wird aber aus jenen Kindern mit den von Ylppö beschriebenen Ergüssen in die hintere Schädelgrube, falls sie nicht schon in den ersten Tagen zugrunde gehen? Resorbieren sich die Hämorrhagien ohne klinische Erscheinungen zu verursachen; werden diese Individuen Pseudo- oder echte Bulbärparalytiker? Darüber heute schon etwas auszusagen, wo von pathologisch-anatomischer Seite diese Befunde anscheinend noch wenig Beachtung gefunden haben, ist unmöglich. Doch hat schon Fr. Schultze vor Jahren die Frage aufgeworfen, ob nicht bulbäre Leiden des späteren Lebensalters durch bei schweren Geburten erworbene Schädelblutungen hervorgerufen sein können[1]).

Ich bringe zuerst die beiden eingangs dieses Abschnittes angekündigten Fälle, die außerhalb meiner Beobachtungsreihe liegen. Der erste betrifft ein im Alter von 8 Wochen gestorbenes Kind mit der geschilderten Anarchie des Temperaturablaufes, das andere starb am 2. Lebenstage. Beiden gemeinsam ist, daß sie ausgetragen und völlig spontan geboren wurden. Ich führe sie nur an um zu zeigen, wie sich derartige schwere zerebrale Hämorrhagien klinisch darstellen können. Ihnen erst schließen sich meine eigentlichen Fälle an.

Fall 226/17. Kurt K. Geb. 9. 5. 17. A. A.: 7. 6.—6. 7. 17.

Anamn.: Z.A. d. E.: 27—23. 1. Kind, ausgetragen, spontan und normal geboren, ca. 4000 g. Gute Entwicklung bis zum 4. 6. Damals plötzlich Krämpfe. In der Nacht

---

[1]) Eben erschien eine Arbeit von Fiebig im Archiv f. Kinderheilk. **68**, Heft 6 „Beitrag zur Klinik der infant. Pseudobulbärparalyse", worin der Verf. die Pseudob.-P. als ein aus der zerebr. Kinderlähmung herausgeschältes und ätiologisch auf einer Schädigung der Hirnrinde, nicht der Kerne im Bulbus beruhendes Symptomenbild bezeichnet. Diese Ausführungen, wie die früheren Gutzmanns (die mir entgangen waren) bestätigen also weitgehend meine obige Vermutung.

zum 7. wieder Krämpfe von 3 bis 4 Min. Dauer; sie bestanden in kleinen Zuckungen im ganzen Körper. — Stat.: Abgemagert, schlaff, völlig apathisch, reaktionslos, nur bei sehr starkem Kneifen leichte Verzerrung der linken Gesichtshälfte, die rechte scheint gelähmt zu sein. Font. leicht eingesunken. Pup. eng, Reaktion nicht nachweisbar. Atmung röchelnd, oberflächlich, auf den Lungen großblasiges Rasseln. Herztöne: leise. Fazialis-Phän. neg. — Manchmal kleine Zuckungen im linken Arm und Bein. — Verl.: 8. 6. Noch völlig apathisch und schlaff; leichte Zuckungen im linken Arm und Bein, Font. nicht gespannt. L.P.: Druck normal, anfangs klarer, dann blutiger Liq. — Trinkt nicht, muß mit Sonde gefüttert werden. 13. 6. Völlig apathisch. Starker Nystagmus, bisweilen Schielen. Fazialisparese rechts. Armmusk. etwas hypertonisch. Trinkt gar nicht, lutscht aber seit ein paar Tagen am Sauger. 14. 6. L. P.: ca. 6 ccm etwas blutiger Liq. Abends Krämpfe. Starke Spasmen der Extrem. besonders im rechten Arm und linken Bein. 20. 6. Keine Dämpfung, vereinzelte groß- und kleinblasige Rasselgeräusche. 25. 6. Augenuntersuchung (Dr. Mühsam): „R. Lidspalte enger als l.; Bulbi „schwimmen“, d. h. bewegen sich langsam hin und her. Pup. eng, reagieren, aber erweitern sich nur langsam und unvollständig auf Homatropin. Hintergrund frei, Pap. erscheinen unscharf begrenzt (Neuritis?) und etwas prominent.“ 5. 7. Exitus. Während seines Aufenthaltes zeigte Kind extreme Temp.-Schwankungen zwischen 33,7 und 38,4 (siehe Kurve 1). — Sektion: Bei Schädelöffnung fließen reichliche Mengen Blutes ab. Auf linker Hemisphäre ein stellenweise bis $^1/_2$ cm dickes, dunkles, leicht zerreißliches Blutgerinnsel, das wie eine Haube die linke Konvexität bedeckt und sich leicht abheben läßt. Basis, Falx und Tentorium normal. Die stärksten Blutmassen finden sich in der Umgebung der Art. men. med. sin. Meningen leicht sulzig verdickt, aber nirgends verwachsen. Gehirnsubstanz sehr weich und matschig. Schädelknochen zeigen nirgends Verletzungen.

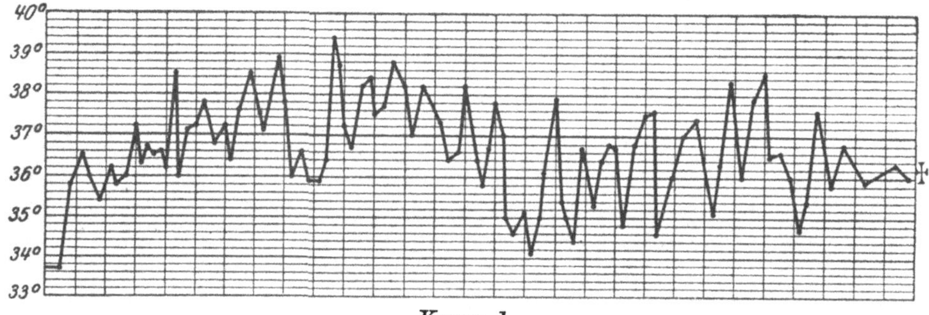

Kurve 1.

Fall 961/19. Gerhardt O. Geb. 12. 11. 19. A. A.: 12.—13. 12. 19.
Anamn.: Z.A. d. E.: 34—31. 1. Kind, ausgetragen, spontan und normal geb. Gew.: 3400 g. Saugte sehr schlecht. — Stat.: Atrophiker, sehr verfallen. Font. gut gespannt (bei sonstiger Austrocknung). Puls: o. B. Große Atmung. Beine stark spastisch, werden gekreuzt gehalten. Pat.-Refl. sehr lebhaft. Arme, besonders Finger krampfartig gebeugt. — Verl.: 12. 12. Abends: Seit Stunden Krämpfe. Streckt die Beine und beugt die Arme extrem. Nystagmus vert. und horiz. Tiefe, japsende Inspirationen. Font. stark gespannt. L.P.: Es entleeren sich ca. 30 ccm anfangs rein blutiger, später mehr seröser Flüssigkeit. Font. sinkt sofort ein. 13. 12. Unter Krämpfen nachts Exitus. — Sektion: Bei Schädeleröffnung fließt keinerlei Flüssigkeit ab. Ventrikel mit Blut gefüllt, im rechten ein walnußgroßes Gerinnsel. Das Ependym der stark erweiterten Ventrikel ist blutig tingiert. Die Wände des Wirbelkanales sind mit blutigen Gerinnseln bedeckt.

Zu Fall 226/17 und 961/19. Beide Kinder, normal und spontan geboren, zeigen von Anfang an ausgesprochenes Saugungeschick, das 2. in späteren Wochen plötzlich einsetzende Krämpfe, wohl beruhend auf frischen Nachblutungen. Bei dem 1. handelte es sich wahrscheinlich um eine Ruptur der Art. meng. med., während beim 2. ein Erguß in die Ventrikel stattgefunden hatte. Außer des Geburtsvorganges, der, wie erwähnt, im geburtshilflichen Sinne ein normaler war, konnte keinerlei andere Ursache der Hämorrhagien gefunden werden.

Fall 47. Dietrich F. 652/18, 222 u. 824/19. Geb. 20. 8. 18. A. A.: 26. 9. bis 15. 12. 18; 30. 5.—30. 7. 18 u. 2.—15. 11. 19. (†).

Anamn.: Z.A. d. E.: 33—24. 2. Kind, ausgetragen, durch Zange entbunden, ca. 3000 g. Mit 12 Tagen krampfhafte Zuckungen im Gesicht und den Händen. Schrie viel. Seit einer Woche macht sich Kind häufig ganz steif, bohrt Kopf in die Kissen. — Stat.: Leidlich gut entwickeltes Kind, schreit andauernd mit heiserer Stimme. Starke Nackensteifigkeit. Opisthotonus. Arme krampfhaft gebeugt, Beine ziemlich gut beweglich. Kopfumfang 37 cm. Font.: 1 × 1 cm. Pat.-Refl. sehr lebhaft, Babinski +. — Verl.: 29. 9. L. P.: leicht gelb gefärbter Lq., in dem sich beim Stehen Spinnwebgerinnsel bildet. 30 9 L.P.: ganz leicht gelb gefärbter Liq. 9. 10. L. P.: ohne Erfolg. 17. 10. Beine passiv kaum zu strecken. Font. nicht gespannt. Pat.-Ref. sehr lebhaft. Augenuntersuchung (Dr. Mühsam): Pap. beiderseits scharf begrenzt und schiefergrau verfärbt. Pup. reagieren. — Nackensteifigkeit. Arme und Beine aktiv beweglich, passiv nur unter großem Widerstand. Sensibilität herabgesetzt. Pat.-Refl. gesteigert. Babinski +. 29. 10. L.P.: ohne Erfolg. 13. 12. Ab und zu Zuckungen im ganzen Körper von ca. 1—3 Min. Dauer. Elektrische Untersuchung ergibt normale Werte. — 2. Aufnahme: In der Zwischenzeit gut entwickelt. Seit 3 Mon. fällt Eltern auf, daß Kopf größer wird und nicht mehr gehalten werden kann. Vor 16 Tagen schwere Krämpfe, Arme steif nach oben gestreckt, Beine maximal extendiert. Fixiert nicht, erkennt niemand, nur selten mal Lächeln. Beine in typ. Littlestellung. — Stat.: Völlig reaktionslos. Kopf in den Nacken gebeugt, Arme krampfhaft gebeugt, Hände zur Faust geballt. Beine maximal extendiert und überkreuzt. Durch leises Beklopfen läßt sich langdauernder Fußklonus auslösen. Spontan klonisches Zittern der Arme und Beine. Babinski neg. Krampfhaftes Gähnen. Kopf sehr groß, 48 cm, große Font. nimmt ganze Schädelhöhe ein, stark gespannt. Pup. eng, rasch vorübergehende Reaktion. Fixiert nicht. — Verl.: 31. 5. L.P.: starker Druck, zunächst klarer aber leicht gelblich gefärbter Liq., der später immer trüber und stärker gelb wird, 80 ccm abgelassen. 4. 6. L.P.: ca. 15 ccm leicht gelblich gefärbter Liq. Alb. schwach +, steril. 11. 6. Klonische Krämpfe. 25. 6. L. P.: wenige Tropfen klar. Liq. 28. 6. Wirbelsäule und Beine sehr steif, können passiv kaum gebeugt werden. 30. 6. V.P.: links 10 ccm leicht getrübten Liq., rechts 1 ccm entleert. Hierauf krampfartige Zuckungen in Händen und Füßen. Beim Beklopfen des Ligam. patel. reagiert das andere Bein mit. — 3. Aufnahme: Stat.: Kopf unförmig, 52 cm. Font. sehr groß und vorgewölbt, Nähte in ganzer Ausdehnung klaffend. Bulbi nach abwärts gedrängt; fixiert nicht. Pup. reagieren. Hört. Keine Geschmackssensibilität nachweisbar. Pat. Refl. stark gesteigert mit Nachzuckungen. Achilles-Refl. gesteigert, Babinski neg., Oppenheim +. Kann nicht sitzen und stehen. Sensibilität herabgesetzt. — Verl.: 8. 11. Balkenstich: es entleeren sich ca. 250 ccm seröse Flüssigkeit. 10. 11. Aus Kopfwunde entleert sich dauernd seröse Flüssigkeit. Mehrmals Krämpfe. P. —. WaR — (1 mal). 15. 11. Unter Herzschwäche Exitus. Sektion verweigert.

Fall 48. Erika H. 828/17 u. 598/18. Geb. 16. 7. 17. A. A.: 16. 11. 17 bis 11. 1. 18 u. 9. 9. 18—9. 1. 19.

Anamn.: Z.A. d. E.: 24—21. 2. Kind, ausgetragen, spontan und normal geb., ca. 3000 g. — Im Alter von 4 Mon. fiel eine gewisse Steifigkeit auf. Von jeher sehr unruhig. — Stat.: Hypotrophiker. Font. über zweifingerbreit offen, normal gespannt. Arme und Beine passiv nur schwer beweglich, im Ellbogen- bzw. Kniegelenk gebeugt. Allgemeine Spastizität. Pat. Refl. lebhaft. K. Ö.Z. über 5 MA. — Verl.: 10. 1. Immer noch sehr steif, bes. die Nackenmuskulatur. — 2. Aufnahme: leidliche Entwicklungen in der Zwischenzeit, kann aber noch nicht sitzen und stehen, hält die Beine gekreuzt. Erst seit Ende des 10. Mon. Greifversuche, aber nur rechts. Mit linker Hand vermag Kind seit ca. 3 Mon. Gegenstände festzuhalten, bis dorthin war linker Arm stets gebeugt, Hand zur Faust geballt. Erst seit 6. Mon. Strampeln. Spricht kein Wort. Kennt die nächsten Angehörigen. Sieht und hört. — Stat.: Font. 1 × 1 cm. Fixiert. Bei Sitzversuchen klappt es völlig zusammen. Linke Hand in Pfötchenstellung. Beim Aufstellen leichte Spastizität der Beine. Pat.-Refl. lebhaft. Babinski neg. P.: neg. WaR: nicht angestellt. — Verl.: Steifigkeit der Beine wechselnden Grades, typische Littlestellung. 9. 1. Vergnügt, lacht; spricht nicht. — Auskunft vom Sept. 19: In Anstalt, kann nicht laufen und sprechen. Hört, sieht; leidet nicht an Krämpfen, ist noch nicht sauber. Schwerer Idiot.

Fall 49. Dietrich B. 923/15. Geb. 23. 11. 15. A. A.: 16.—19. 1. 16.

Anamn.: Z. A. d. E.: 46—30. 3. Kind, vorher 1, nachher 2 Aborte; ausgetragen, spontan und normal geboren. Gew.: 3625 g. — Anscheinend ganz gesund und kräftig, faßte aber die ersten 4—5 Tage die Brust überhaupt nicht. Mit vieler Mühe lernte es dies allmählich, zog aber sehr schwach und ließ die Warze bald wieder los. Flasche zu geben mißlang gänzlich. Immer sehr apathisch, schreit selten, zeigt nie Hunger. Nie Fieber. Oft eigentümliche Zuckungen im Gesicht und den Armen; oft „starrer Blick". — Stat.: Atrophiker. Völlig idiotisch. Font. eben noch zu fühlen. Pup. reagieren. Fixiert nicht. — Verl.: 19. 1. Augenhintergrund (Dr. Moll): beiderseits deutliche Atrophie und Exkavation der Papille, Grenzen beiderseits total verwaschen. Intraokulärer Druck etwas erhöht. — Trinkt weder an der Brust, noch aus der Flasche. Manchmal plötzliches Aufbäumen. P. und WaR nicht angestellt. — Am 9. 2. 16. †.

Fall 50. Liselotte S. 857/14 u. 884/15. Geb. 8. 8. 13. A. A.: 23.—29. 11. 14 und 5.—8. 1. 15.

Anamn.: Z. A. d. E.: 37—26. 3. Kind, ausgetragen, normal und spontan geb., Gew. ca. 3000 g. — War stets außerordentlich ruhig, schlief viel, zeigte nie Hunger. Eine geistige Entwicklung wurde nicht bemerkt. Fixiert nicht, Hörfähigkeit scheint mangelhaft zu sein. Im 10. Monat morgens beim Erwachen leichte „Stimmritzenkrämpfe", die häufiger und stärker wurden und auch im Schlaf auftraten. Nach Medizin Besserung. Mit 13 Mon. fing es an zu sitzen, doch vermag es heute noch nicht allein sich aufzurichten, kann noch nicht stehen. — Stat.: Hypotrophiker, Sitzen nur mit Unterstützung. Große Schreckhaftigkeit. Flaches Hinterhaupt; Schädelumfang 42,3. Font. ca. 3×3 cm, nicht gespannt. Fixiert nicht. Pup. o. B. Augenhintergrund (Dr. Moll) normal. Hörfähigkeit vorhanden. Reflex: o. B. Keine Geschmacksensibilität nachzuweisen. — 2. Aufnahme: Keinerlei Änderung in der Zwischenzeit. Fixiert und greift noch nicht. Dauernde athetotische Bewegungen in den Händen. Kopf wird fortwährend hin- und hergedreht, dabei Augenrollen und Ausstoßen unartikulierter Laute. Reagiert auf Licht und Geräusche. — Auskunft aus dem Juli 19: Kann noch nicht sprechen und laufen, leidet ab und zu an Krämpfen, ist völlig bildungsunfähig. Befindet sich in einer Anstalt. — Im Herbst 19 gestorben.

Fall 51. Helga G. 669/13 u. 364/14. Geb. 10. 10. 13. A. A.: 17.—21. 10. 13 und 21. 7.—17. 8. 14.

Anamn.: Z. A. d. E.: 28—27. 2. Kind, leichte Geb., Gew.: ca. 3000 g. — Am 14. 10. nach Bad wurde es plötzlich ganz starr. Diese ton. Krämpfe dauerten ca. 5 Min. Am 15. ebenfalls zwei derartige Anfälle. Am 16. mehrmals Zuckungen in den Extremitäten, schrie dabei, keine Kiefersperre. Heute, 17., 10—12 ähnliche Anfälle, hernach tiefer Schlaf. Durch äußere Reize werden die Krämpfe nicht ausgelöst. — Stat.: Bei Aufnahmebad starke Zitterbewegungen in den Beinen. Etwas später zunehmende Steifigkeit und ruckweise Stöße im ganzen Körper. Nach 10 Min. abwechselnd Krämpfe in Beinen, Armen und im Gesicht. 3 × 0,5 Chloralhydrat innerhalb 3 Std. ohne Einfluß. — Schlaffes, stark ikterisches Kind. Apathisch. Font. unter Schädelniveau. Extrem. hängen schlaff herab, können aber spontan bewegt werden. — Verl.: 21. 10. War immer auffallend ruhig, Glieder öfters sehr spastisch, trank immer schlecht und schluckte kaum, so daß es meist sondiert werden mußte. — 2. Aufnahme: Heute früh heftige Zuckungen in beiden Händen, Augenverdrehen und Erbrechen. — Stat.: Gut genährtes, aber schlaffes Kind, apathisch. Pup. reagieren, Nystagmus horiz. rechts. Herztöne rein, langsame Aktion. Pat.-Refl. gesteigert; Bauchd.-Refl. fehlt, Periost-Refl. gesteigert; Fazialis-, Peronäusphän. neg. Babinski +, geringe Nackensteifigkeit. L. P.: 33 cm Druck, Liq. etwas getrübt. — Verl.: 21. 7. Rechts ton. Krampfstellung der Zehen, Krämpfe im link. Arm. Lidspalte l > r. Link. Mundwinkel hängt herab. 22. 7. Häufige klon. Krämpfe im link. Arm, link. Bein und link. Gesichtshälfte. Mund und Zunge werden nach links verzogen. Recht. Arm hängt schlaff herab. Nach jedem Anfall kurzdauernde Zyanose und allgem. Erschlaffung. Puls: 140—160 unregelmäßig. 24. 7. Alle 1—2 Std. Krämpfe im link. Arm und link. Gesichtshälfte, Nystagmus. 25. 7. Sehr unruhig. Link. Pup. reagiert nicht. L. P.: Nur wenige, mit Blut vermischte Tropfen. 27. 7. Keine Krämpfe mehr. Link. Pup. > r., reagiert kaum. Zunehmende Parese des link. Armes, bes. der Finger. 29. 7. Seit gestern wieder die üblichen Krämpfe. Zunge wird nach links vorgeschnellt, linke Wangenmuskulatur und Orbicul. ocul. werden kontrahiert. Ganze linke Gesichtshälfte gedunsen. 8. 8. Kleinere und größere Anfälle der beschriebenen Art während der ganzen Zwischenzeit. Der linke Arm wird zeitweise gar nicht, zeitweise wie normal bewegt. 17. 8. Außerhalb der Anfälle sehr gutes Befinden, ißt, trinkt, lacht. P.: —, WaR: — (1 mal). — Nachricht aus August 19: In einer Anstalt, kann nicht laufen und sprechen, völlig bildungsunfähig. Linksseitig gelähmt. — Juni 20 unverändert.

Fall 52. Eva P. 1167/14. Geb. 7. 10. 13. A. A.: 3.—10. 3. 15.

Anamn.: Z.A. d. E.: 34—28. 1. Kind, ausgetragen, Zangengeburt, ca. 3000 g. Kopfheben erst mit 6 Mon. Sitzen im 13. Mon. Steht noch nicht, spricht nur einzelne undeutliche Laute. Kennt die Mutter nicht. Meist gutgelaunt. — Stat.: Immer vergnügt, sehr agil, weint nie. Font. zu, Hinterhaupt platt. Schiefstehende Augen. Pup. reagieren. Fixiert für kurze Zeit. Geschmacksunterschiede werden nicht wahrgenommen. Sensibilität: o. B. Bauchdeckenrefl. nicht auslösbar. P.: —, WaR —(1 mal). — Verl.: Keine weiteren Besonderheiten. — Auskunft: Am 15. X. 18 gestorben. Konnte nicht laufen und sprechen; hörte und sah; hatte nie Krämpfe. Geistig: Idiot.

Fall 53. Erika R. 1248/14. Geb. 16. 2. 14. A. A.: 27. 3.—3. 4. 15.

Anamn.: Z.A. d. E.: 35—34. 1 Totgeburt, dann Pat. Ausgetragen, spontane, leichte Geb., ca. 3000 g. — Faßte 6 Wochen lang die Brust nicht. Kann noch nicht sitzen, spielt nicht, meist stark apathisch. — Hat von Geburt an regelmäßig ein „gelbes Pulver" bekommen (was und warum?). — Stat.: Untergewichtig. Schlaffe Muskulatur. Sehr apathisch. Kleiner Hirnschädel. Wallartiges Vorstehen der Nahtstellen. Font. zu. Kann Kopf kaum halten. Strabism. conv. Pup.: r $>$ l, reagieren. — Verl.: lacht nie, tiefstehender Idiot. WaR und P.: neg. — Am 24. 8. 15 zu Hause †.

Fall 54. Reinhold D. 719/18 u. 209/19. Geb. 13. 10. 17. A. A.: 12. 10. 18 bis 2. 2. 19 u. 27. 5.—2. 6. 19. (†).

Anamn.: Z.A.'d. E.: 34—37. Mutter wegen „Schwermut" vor Jahren mehrmals in Anstalt. 1. Kind, ausgetragen, wegen engen Beckens nach langdauernder Geburt durch Kaiserschnitt entbunden, ca. 3500 g. Trank schlecht, deshalb oft wochenlang nur Haferschleim. Wegen typischen Morb. Barlow Aufnahme. — Stat.: Elender Atrophiker. Breiter Schädel mit vorspringenden Stirnhöckern. Font. weit offen. Strabism. diverg. Extrem. krampfhaft angezogen. Refl.: o. B. — Verl.: 18. 10. Hände dauernd krampfhaft zur Faust geballt. Zeitweise Strabismus. Pup.: r. $>$ l. Fixiert nicht. Kopf stark nach hinten gebeugt. 31. 1. Manchmal leichte Krampfzustände. Dauernd starke Spasmen. Immer apathisch. 2. Aufnahme. Stat.: Kopf in die Kissen gebohrt. Arme und Beine angezogen, passiv nur schwer zu strecken, verdreht die Augen nach oben. Dauernd Saugbewegungen. Pat.-Refl. gesteigert, Babinski neg. Schluckt nicht richtig. Fixiert nicht. Schädel sehr groß, Umfang 45. Font. fingerkuppengroß. — Verl.: 2. 6. Nachts plötzlich Exitus. Sektion: Path. Diagnose: Miliartuberk. Periostale Verdickungen an den Röhrenknochen. Schädel: Bei Eröffnung fließen $^1/_3$—$^1/_2$ l dunkler blutiger Flüssigkeit ab, in der zahlreiche bräunlichweiße körnige Gerinnsel schwimmen. Sie stammt aus großen zwischen Dura und Pia liegenden Hohlräumen. Dura stark verdickt, bis 3 mm, derb, geradezu knorpelig. Zwischen ihr und Schädeldach keine größeren Blutungen, aber diffuse Blutaustritte. Auf der Innenseite der Dura, nach den Hohlräumen zu liegen rötlich-braune körnige Gerinnsel. Pia vor allem auf der rechten Hemisphäre stark verdickt, 1—2 mm, derb, sulzig. Beide Hemisphären stark geschrumpft. Rinde ca. 1—2 mm dick, umfaßt einen zystös erweiterten, aber zusammen gesunkenen Ventrikel. Hirnoberfläche grünlich-gelb verfärbt. Basalnerven, vor allem die Optici dünn und atrophisch. Kleinhirn und Medulla o. B. An Basis Dura und Pia verwachsen, lassen sich nur mit Mühe als grünliche lederartige Haut entfernen.

Zu Fall 47—54: Wie ich schon am Ende des allgemeinen Teiles ausgeführt habe, ist es selbstverständlich oft ungemein schwierig, ja unmöglich nachträglich aus dem Krankenjournal und den oft mangelhaften anamnestischen Angaben eine exakte Analyse vorzunehmen. Besonders gilt dies für vorstehende Fälle, von denen 49, 50, 52 und 53 nicht so ganz klar liegen. Bei den ersten beiden ist eine intrauterine Erkrankung des Zentralorganes nicht völlig von der Hand zu weisen, ebenso bei Kind 53, das vielleicht als echter Mikrozephale angesehen werden kann. Kind 47 und 48 litten außerdem noch an Little, 49 an einer Optikusatrophie und 51 zeigte Herdsymptome. Von besonderem Interesse ist Fall 54, der im Alter von einem Jahre einen Morbus Barlow durchgemacht hatte. Ich nehme an, daß die bei der Sektion gefundenen Blutergüsse echte Barlowerscheinungen waren, die sich an einem durch die Geburtsschädigung geschaffenen Locus min. resist. etabliert hatten. Da außerdem ein Hämatozephalus bestand, ist die hochgradige Atrophie der Hirnsubstanz durch den Druck von außen und innen erklärlich. — Ob weitere derartige Beobachtungen bei Morbus Barlow vorliegen, weiß ich nicht, bekannt ist mir jedenfalls nichts davon.

Daß nur bei einem der Kinder durch die Lumbalpunktion in vivo das Vorliegen einer Gehirnblutung wahrscheinlich gemacht werden konnte, bei den anderen aber, soweit überhaupt punktiert wurde, nicht, ist wohl auf die späte Ausführung derselben zurückzuführen, zu einer Zeit, als wenigstens im Liquor keine Spuren von freiem Blutfarbstoff mehr vorhanden waren.

15 und 16. Idiotie als Folge von Geburtstrauma bei frühgeborenen Kindern.

Der Begriff „Frühgeburt" ist, wie Ylppö mit Recht betont, ein rein klinischer, weshalb er darunter jedes Kind verstanden haben will, das mit weniger als 2500 g zur Welt kommt. Die Körpermasse ist eben bis heute noch unser bester Maßstab für die Reife bzw. Unreife eines Kindes, gegen den alle anderen somatischen Befunde an Bedeutung zurückstehen.

Im letzten Kapitel habe ich schon ausführlich auf die Gefahren einer vorzeitigen Geburt für das Zentralnervensystem der Frucht hingewiesen, kann mich also hier auf einige wenige Literaturangaben, besonders solche von neurologischer und geburtshilflicher Seite beschränken. Von den schon mehrfach genannten Autoren erwähnen die vorzeitige Geburt überhaupt nicht als ätiologischen Faktor in der Genese der Imbezillität z. B. Schott, Weygandt, Bullard, Heyn, Vogt, Stromeyer; skeptisch verhält sich Scholz, während Pollak die Häufigkeit des Partus praematurus in der Anamnese der zerebralen Kinderlähmung und der Epilepsie zwar kennt, aber nicht an einen möglichen Zusammenhang dieser mit intrakraniellen Blutungen zu denken scheint. Er meint vielmehr, daß das unreife Gehirn „kraft seiner an und für sich herabgesetzten Widerstandsfähigkeit nicht genügend Selbstschutz besitzt und dabei auch auf geringe Reize oder Schädlichkeiten mit schweren Reaktionen antworten werde". Kraepelin endlich schreibt: „Die Frühgeburt, der von mancher Seite eine Bedeutung für die Entstehung der Idiotie zugeschrieben wurde, ist wohl nur als Ausdruck der Lues zu betrachten, die ihrerseits das Gehirn krank macht." — Eine direkt ablehnende Haltung nehmen viele Gynäkologen ein, ich nenne nur Wall und Schmitt. Für diese Divergenz in den Anschauungen der Kinder- und Frauenärzte vermag ich ebensowenig eine befriedigende Erklärung zu finden wie Ylppö, der sich schon mit dieser Tatsache auseinandergesetzt hat. Auf der anderen Seite hingegen stehen eigentümlicherweise weit weniger Autoren, wie z. B. Heubner, König, der unter 260 Schwachsinnigen, meist Kindern unter 12 Jahren, in 6,5% „Frühgeburt" als einzigen Grund der Idiotie fand, und Schlöß, nach dem der Umstand, daß ein Kind im 7.—8. Schwangerschaftsmonat geboren sei, allein schon genüge um eine normale geistige Entwicklung in Frage zu stellen. Einen mehr vermittelnden Standpunkt vertritt Ziehen (b), der — im Hinblick auf die Untersuchungen Rankes — die Möglichkeit von sub partu erworbenen Gehirnblutungen zwar zugibt, aber die ihnen tatsächlich zukommende große Bedeutung nicht zu erkennen scheint. Aus einem Grund aber muß ich auf Ziehens Ausführungen näher eingehen. Er weist nämlich darauf hin, daß bei einer großen Reihe frühgeborener Kinder die Entwicklung der motorischen Region und der Pyramidenbahn, ebenso wie die der psychischen Zentren verzögert, aber in der Regel nicht für dauernd unterbrochen sei, daß aber dieser „Defekt" in späteren Jahren sich relativ oft vollständig ausgleiche. Er prägte deshalb für dieses Verhalten den Namen „Hysteroplasie"[1].

---

[1] Es ist mir leider hier nicht möglich ausführlicher auf dieses Gebiet einzugehen und ich verweise auf das von Ziehen bearbeitete Kapitel „Kortikale Aplasien und Dysplasien" im Handb. d. Nervenkr. d. Kindesalters, nicht jedoch weil ich in vielem, geschweige den in allem derselben Ansicht wäre. Daß freilich der Partus praematurus „oft nur eine akzidentelle Folge irgendeiner fötalen Krankheit ist, die auch das Gehirn und Rückenmark in Mit-

In der Tat wird bei einer nicht geringen Anzahl Frühgeborener in späterem Alter derartiges beobachtet. Dennoch halte ich den Ausdruck Hysteroplasie für falsch, denn es handelt sich hier keineswegs um eine verspätete Ausbildung, sondern nur um ein Einholen des durch ein früher zu langsames Wachstum Versäumten, also um ein anfänglich gegen die Norm verzögertes, später aber ungewöhnlich rasches Tempo in der allgemeinen Entwicklung und der einzelner Organgruppen. Auf diese ganze Frage einzugehen, die wohl letzten Endes auf der Unfertigkeit des Magen-Darmkanals, sowie der gesamten assimilatorischen und dissimilatorischen Kräfte im weitesten Sinne bei den vorzeitig geborenen Kindern beruht, kann ich mir hier versagen, um so mehr als Ylppö dieses Thema in seinen Arbeiten „Zur Physiologie, Klinik und zum Schicksal der Frühgeborenen" und „Das Wachstum der Frühgeborenen von der Geburt bis zum Schulalter" erschöpfend behandelt hat. Ich führe hier nur an, daß nach diesen Untersuchungen von der Mehrzahl „gesunder" Unreifer in einem Alter von 3—5 Jahren — von der Konzeption an gerechnet — das Versäumte restlos nachgeholt wird, wenn auch oft noch geringe, nur dem Kenner geläufige körperliche Stigmata diese Individuen als ehemalige Frühgeburten erkennen lassen.

Einen anderen, meines Wissens noch nicht beschriebenen Entwicklungsgang konnte ich bei dreien meiner Fälle feststellen, der sich zu dem von Ziehen als Hysteroplasie bezeichneten gerade entgegengesetzt verhält. Es sind dies Patienten, die sich im ersten oder zweiten Lebenshalbjahr, ja selbst noch später als völlig normal erweisen und in jeder Beziehung zu den besten Hoffnungen berechtigen. Auch eine länger dauernde klinische Beobachtung läßt Alarmsymptome, wie wir sie im vorigen Kapitel gelegentlich der Besprechung der Gehirnblutung kennen gelernt haben, vermissen, so daß der unmotiviert eintretende und schnelle und weitgehende geistige Verfall gänzlich überraschend kommt. Ich möchte ein derartiges Verhalten in Analogie zu Ziehen als „zerebrale Hysterodysplasie" bezeichnen, da es sich hier nicht um einen Stillstand, sondern um das Auftreten eines echten Defektes handelt. Da die Literatur hierzu völlig im Stiche läßt und auch keine Sektionsergebnisse, weder von uns noch von anderer Seite, vorliegen, so vermag ich mir über das Werden dieser Dysplasien keine Erklärung zu geben, es sei denn die Annahme einer infolge zu kurzem intrauterinen Verweilens mangelhaften Entwicklung des Gehirnes, das auf die Dauer den Anforderungen der extrauterinen Lebens- und Ernährungsbedingungen nicht gewachsen ist. Diese Störungen wären also einzureihen in die „abiotrophischen" Erkrankungen im Sinne Gowers'. Ich nähere mich damit auch sehr den oben gebrachten Gedankengängen Pollaks.

Würde ich alle leichteren und leichtesten Formen geistiger Minderwertigkeit bei frühgeborenen Kindern aufzählen, die nicht allein auf das verspätete Eintreten der statischen Funktionen und der kaum zu vermeidenden Rachitis und Anämie (s. Teil I) zurückzuführen sind, so ließe sich schon allein aus dem Material unseres Hauses ein Lehrbuch der Psychopathologie des Kindesalter zusammenstellen, so groß ist die Zahl derartiger Patienten, so mannigfach die klinischen Bilder. Wer gewöhnt ist in Kinderpolikliniken bei Neuropathen, bei schwer erziehbaren Individuen, bei Enuretikern, beim Pavor nocturnus

---

leidenschaft gezogen hat", ist zuzugeben, wie ich ja auch schon oben mehrfach betont habe. Vor allem aber vermag auch Ziehen keinerlei anatomische Belege für das Vorkommen reiner, nicht traumatisch oder infektiös bedingter A- oder Dysplasien zu erbringen, was m. A. nach gefordert werden müßte. Bezeichnend für die ganze Auffassung Ziehens ist aber dies: „Es ergibt sich aus Sektionsbefunden, daß in manchen Fällen die Frühgeburt gar keine ätiologische Rolle gespielt hat, sondern meningitische, porenzephalische und andere Veränderungen des Gehirns vorlagen. Die Frühgeburt ist also in solchen Fällen eine zufällige Komplikation oder sogar die Folge einer fötalen Hirnerkrankung." Ich habe dem nichts mehr hinzuzufügen, da ich ja früher schon meine hiervon abweichende Anschauung über die traumatische Entstehung von Porenzephalien, wenigstens eines Teiles derselben, auseinandergesetzt habe.

usw. nach der Art der Geburt zu fragen, wird erstaunt sein, welch hoher Prozentsatz dieser Kinder teils zu früh, teils schwer geboren ist; er wird aber auch verstehen lernen, welch hohe Bedeutung die Anomalien der Geburt für die Pathologie des Zentralnervensystems besitzen.

Ich bringe zuerst die Krankengeschichten von 8 Frühgeborenen, bei denen schon in den ersten Lebenstagen der Verdacht einer Schädigung des Gehirns bestand, daran anschließend die von 3 weiteren als Beispiele der von mir als zerebrale Hysterodysplasie bezeichneten Verlaufsform.

Fall 55. Egon D. 226/16. Geb. 29. 3. 15. A. A.: 14.—28. 6. 16.

Anamn.: Z.A. d. E.: 38—26. 2. Partus, Zwillinge, nach 7 Mon. ohne Kunsthilfe, ca. 1500 g. Der andere Knabe normal entwickelt, gesund. Einige Minuten nach Geburt schwere Zyanose und gleichzeitiges Steifwerden der Arme und Beine. Trank aber immer gut. Von Anfang an klonische Krämpfe, die oft ganze Nächte dauerten. Dabei Augenverdrehen, Schaum vor dem Mund. Sitzen wegen der Steifigkeit unmöglich. Fixiert schlecht, greift nicht. Manchmal Wutanfälle: wird dabei blau, streckt die Zunge heraus, unkoordinierte Bewegungen mit den Extremitäten. Immer sehr unruhig. Krampfzustände bis heute in wechselnder Intensität. Sie treten fast alle Tage auf, dauern manchmal fast ununterbrochen stundenlang an. In letzter Zeit Zustand verschlechtert, Steifigkeit zugenommen, insbesonders macht die Ernährung Schwierigkeit, da Kind sich ungemein leicht verschluckt. — Stat.: Hypotrophiker. Muskul. stark hypertonisch. Schädel sehr klein; Font. eben noch zu fühlen. Während des Schlafes wird das linke Auge nur halb geschlossen, der Bulbus macht langsame horizontale Bewegungen. Pup. reagieren. Fixiert. Refl. sehr lebhaft, kein Babinski, kein Fazialisphän. Sensibilität normal. — Verl.: 16. 6. L.P.: Druck 50 cm, klar. Liq. Frisch untersucht finden sich im Sediment nur einige stechapfelförmige Erythrozyten. 19. 6. L.P.: tropfenweise Entleerung leicht rötlichen Liq. Sediment wie oben. 28. 6. L.P.: Normaler Druck, klar. Liq. — Kind stundenweise sehr unruhig, schreit viel, bes. nachts. Keine Krämpfe beobachtet. P. u. WaR nicht angestellt. Nachuntersuchung am 1. 5. 18: Teilnahmsloser Idiot, typischer Little. — Aug. 19.: In einer Anstalt. Kann weder laufen noch sprechen. Hört und sieht. Freundlich, meist ruhig. Bildungsunfähig. Kleiner Kopf, 43 cm, doppelseitige spastische Gliederstarre, bes. der Beine. Keine Krämpfe mehr. Am 17. 1. 20. gestorben.

Fall 56. Harald K. 1036/12. Geb. 22. 11. 11. A. A.: 15.—24. 2. 13.

Anamn.: Z.A. d. E.: 29—26, beide sehr nervös, Mutter „hysterisch". Tante väterlicherseits 2 mal in Nervenheilanstalt. 1. Partus, Zwillinge, spontan und normal geboren, mindestens 3 Wochen zu früh, ca. 1750 g. Anderes Kind tot. Zwei weitere Geschwister, von denen älteres, Ende 19 $4^1/_2$ Jahre alt, sehr erregbar ist. — Pat. immer Brust schlecht gefaßt. Sehr unruhig, fixiert gar nicht, spricht kaum, früher öfters Zuckungen. — Stat.: Atrophiker. Starke Spasmen in Beinen. Schreit oft stundenlang. Fixiert und greift nicht. Kopf klein, 41 cm; Knochenkamm der Pfeilnaht entsprechend. Font. zu. Pup. reagieren, Lichtempfindung vorhanden, Blick starr, seltener Lidschlag, keinerlei Mimik. Pat.-Refl. sehr lebhaft, Faz.-Phän. +, kein Babinski. Arme werden meist gebeugt, die Hände in Tetaniestellung, die Beine steif gestreckt gehalten. — Verl.: 21. 2. Augenbefund (Prof. Helborn): „Strabism. conv., grobschlägiger Nystagmus, bes. rechts. Pup. o. B. Beiderseitige Atrophie der Pap., r > l, bei scharfer Begrenzung." P. neg., WaR neg. (1 mal). Kind trinkt sehr schlecht, es ist unfähig den Schluckakt richtig auszuführen. — Am 23. 7. 19 in Anstalt gestorben. Konnte weder sitzen noch sprechen; immer häufiger werdende Krampfanfälle seit dem Alter von $1^1/_2$ Jahren. Hörte gut, sah nicht, konnte nur hell und dunkel unterscheiden. Hochgradige Gliederstarre mit Kontrakturen.

Fall 57. Karl M. 394/14 u. 328/15. Geb. 23. 7. 14. A. A.: 25. 7. 14—17. 2. 15 und 12.—22. 7. 14.

Anamn.: Z.A. d. E.: 32—32. Einziges Kind. Spontane Steißgeburt im 7. Schwangerschaftsmonat, ca. 1600 g, leicht asphyktisch. Hat die ersten Tage gar nicht geschluckt. Heute, 25. 7., öfters kleine Zuckungen in Gesicht und Armen. — Stat.: Schlaffes Kind mit ganz oberflächlicher Atmung und krampfartigen Zuckungen in beiden Armen und im Gesicht. 41° Temp. — Verl.: 26. 7. Dauernd unruhig, häufige Zuckungen des ganzen Körpers, Gesicht schmerzhaft verzogen, Hände verkrampft, Font. normal gespannt. 28. 7. Extremitäten weniger schlaff, Kind verdreht zeitweise die Augen. 14. 8. Fängt an selbst zu trinken, bis jetzt mit Sonde gefüttert. 16. 10. Krämpfe in obiger Art. P., WaR neg. (1 mal). — 2. Aufnahme: Kann noch nicht Kopf halten. Kennt die Mutter nicht; Augen meist nach oben gedreht, deshalb in Augenklinik. Bescheid von dort, daß der Hintergrund normal, aber im Gehirn etwas nicht in Ordnung sei. — Stat: Hypotrophiker. Muskul. schlaff. Quadratschädel, Font. 3 × 3 cm. Absolut teilnahmslos, reagiert nur auf stärkere sensible Reize mit Weinen, fixiert nicht bei sicherer Lichtempfindung; greift nicht. L.P.: 25 cm Druck. Spur Alb. Fehling: +. — Verl.: 14. 7. Hyperakusie. Stößt eigentümlich grunzende und schnalzende Geräusche aus. P. —. WaR — (1 mal). — Nachuntersuchung im April 18 (3³/₄ J.): Kompletter Idiot, kann weder sitzen noch stehen und sprechen. Tagsüber meist ruhig, Nachts unruhig. — Am 27. 8. 18 in einer Anstalt †. Konnte nicht laufen, noch sprechen. Hörte, sah aber kaum. Alle 4—5 Mon. Krämpfe. Schrie nachts oft gellend ein paarmal hintereinander auf. Konnte nicht allein essen; war unsauber.

Fall 58. Hans M. 45 u. 963/17. Geb. 17. 4. 17. A. A.: 18. 4.—13. 7. 17 und 4.—12. 1. 18.

Anamn.: Z.A. d. E.: 34—29. 2 Aborte, dann ein gesundes Kind, dann Pat. Nach knapp 7 Mon. spontan mit 1670 g geboren. Grund der Frühgeb. vielleicht Überanstrengung und Aufregung. Hat gleich nach Geb. kräftig geschrien. Im Alter von 21 Std. aufgenommen. — Stat.: Schädel seitlich zusammengedrückt. Schreit kräftig und bewegt sich lebhaft. — Verl.: 18. 4. Beim Trinken blau geworden und schlecht geschluckt. 10. 5. Wurde plötzlich blau, Atmung setzte aus, was sich noch öfters an diesem Tage wiederholt. 12. 5. Mehrere derartige Anfälle. 2. 6. Auffallend schlaff, Kopf völlig haltlos. 11. 6. Ab und zu noch kleine Zuckungen in Armen und Händen. 25. 6. Fixiert; ist lebhafter geworden, aber hält den Kopf noch nicht. 2. Aufnahme: Fixiert schlecht, greift nicht, lacht, kennt seine Mutter, empfindlich gegen Geräusche. In letzter Zeit Zuckungen und zwar anfänglich im rechten Mundwinkel, im rechten Arm und Bein, dann schnappt es nach Luft, Schaum vor dem Munde, zuckt mit dem Kopfe nach rechts und schleudert mit Armen und Beinen, r > l. Im Schlafe nichts Derartiges beobachtet. — Stat.: Pastöses Kind. Fixiert nicht, lacht ohne Grund; sehr schreckhaft. Font. fast zu. Pat.-Refl. sehr lebhaft. — Verl.: L.P.: 30 cm Druck, klar. Liq. 9. 1. Klonisch-tonische Krämpfe in den Armen und im Gesicht. Röcheln, Schaum vor dem Mund, Dauer 2 Min. Elektr. Untersuchung ergibt normale Werte. 10. 1. Augenbefund (Dr. Mühsam): Augen unstät, kein Nystagmus, Pup. gleich weit, reagieren, Hintergrund normal. P. —; WaR —(1 mal). — Im Sept. 18 †; „war geistig völlig unentwickelt“.

Fall 59. Hans H. 968/11 u. 52/14. Geb. 1. 4. 11. A. A.: 28. 3. 12—4. 2. 14 und 16. 4.—2. 7. 14.

Anamn.: Z.A. d. E.: 21—21. 1. Kind im 7. Mon. nach 4 täg. Geb. geboren, ca. 1375 g. — In den ersten Tagen sehr schwere asphyktische Anfälle. Allmähliche Entstehung eines Hydrozephalus. — Stat.: Gewicht und Länge eines 2—3 mon. Kindes. Kann weder sitzen noch stehen. Kopf viereckig, Umfang 42 cm, Font. eben noch zu fühlen. Geringer Exophthalmus. Refl. o. B. — Verl.: 11. 6. Seit einiger Zeit geringe Nackensteifigkeit. 12. 9. L P.: normaler Druck, klar. Liq. 11. 12. Deutlicher Turmschädel. Häufig stereotype Bewegungen. 2. 3. 13. Dauernd athetotische Bewegungen. Starker Exophthalmus. Lider im Schlafe nur halb geschlossen. 26. 3. Sitzt kurze Zeit allein. Reagiert auf Anruf. 12. 4. Sitzt längere Zeit aufrecht. 4. 5. Nimmt Anteil an Umgebung, greift. P. —; WaR — (2 mal). — 2. Aufnahme: Größe und Gewicht eines 1 jähr. Kindes. Schlaffe Muskul. Reagiert nicht auf seine Umgebung. Turmschädel, außergewöhnlich hohe Stirne, seitlich abgeplatteter Schädel, starke Stirnhöcker. Hochgradiger Exophthalmus. Pup. o. B. Kann nicht stehen und laufen. — Verl.: 24. 4. Steht jetzt gut. 29. 6. Läuft allein. 2. 7. 14. In Anstalt überführt. — Nachricht aus März 18: Kann noch nicht sprechen; völlig bildungsunfähig, gutmütig, sehr lebhaft und zappelig. — Juli 19.: Kann nur etwas lallen; heiter; völlig bildungsunfähig. — Nachricht aus Juni 20: Unverändert.

Fall 60. Johanna S. 814/12 u. 430/15. Geb. 30. 11. 12. A. A.: 2. 12. 12 bis 4. 3. 14 u. 9.—13. 8. 15.

Anamn.: Z.A. d. E.: 33—32. 4. Partus; vorher 2 Aborte und 1 gesundes Kind. Nach $6^1/_2$ monat. Schwangerschaft mit 37 cm und 1200 g geboren. Ursache der Frühgeburt: akute Schwangerschaftsnephritis. — Stat.: Schluckt und trinkt nicht. — Verl.: 14. 12. Geringer Strabism., rechtes Auge steht nach außen. Oft plötzliches Augenverdrehen nach links oben, klonische Zuckungen in der link. Hand und im Gesicht. 28. 2. Beginnt selbst zu trinken. P. —, WaR — (4 mal neg., 2 mal fraglich). — 2. Aufnahme: Kann nicht Kopf halten, völlig schlaff, kennt nicht die Mutter. Spricht kein Wort. — In der ersten Zeit nach Entlassung merkte Mutter, daß Kind öfters plötzlich steif wurde und mit Augen rollte. Im Herbst 14 plötzliche heftige Krämpfe, die mehrere Tage nacheinander in wechselnder Intensität auftraten. Ebenso im Mai 15. Seit 25. 7. 15 tägl. mehrere sehr heftige Krampfanfälle: zuerst zuckt es mit Armen und Beinen, dreht den Kopf stark nach links und hinten. — Stat.: Überaus aufgeregtes Kind, tobt und brüllt, schlägt wild um sich. Diese tobsuchtsartigen Anfälle wiederholen sich, so oft man Kind untersuchen will. Leichter Hydrozephalus, Umfang 46, Font. zu. Pup. gleich weit, reagieren träge. Fixiert nicht. Herz: Galopprhythmus, 150 p. Min. Beine auffallend schlaff, Muskul. atrophisch, keine Spasmen oder Lähmungen. Pat.- und Plantar-Refl. normal. P. —; WaR — (1 mal). — Nachricht: Krämpfe wurden immer häufiger. Tod mit $3^5/_{12}$ Jahren im April 18 im Anfall.

Fall 61. Werner R. 1017/17. Geb. 20. 7. 16. A. A.: 19.—25. 1. 18.

Anamn.: Z.A. d. E.: 40—32. 1. und einziges Kind. 2 Mon. zu früh mit ca. 1750 g geboren. Sitzt und steht noch nicht. Lacht, soll seine Umgebung kennen, fixiert nicht, sehr unruhig und schreckhaft. — Stat.: Hypotrophiker, straffe Muskul. Hört; fixiert und greift nicht. Sehr schreckhaft, spricht nicht, schreit ohne Veranlassung stundenlang gellend. Pup. o. B. Blick meist nach oben gerichtet. Nystagmus. Strabismus conv. Pat.-Refl. nicht auslösbar. Babinski rechts neg., links leicht pos. — Verl.: 21. 1. Augenbefund (Dr. Mühsam): völlig normaler Hintergrund. — Nachricht vom Juli 19: Kann weder sitzen noch laufen, spricht nur einzelne Worte nach. Hört und sieht. Nie Krämpfe. Schädel etwas groß, aber normal gestaltet. „Hat kein Vermögen über seine Hände, erstarrt wie im Krampfe, wenn es etwas anfassen will, benimmt sich krampfhaft beim Anziehen. Oft schlaflose Nächte, indem er vor Zuckungen nicht einschlafen kann." Bildungsunfähig. — Nachricht aus Juni 20: Unverändert.

Fall 62. Albert T. 990/16. Geb. 27. 5. 16. A. A.: 12. 2.—23. 4. 17.

Anamn.: Z.A. d. E.: 31—25. 3. Kind, ausgetragen, schwer asphyktisch nach leichter Geb. mit 2250 g geboren. Immer gesund gewesen. Fixiert nicht, hebt Kopf noch nicht, kennt Mutter nicht. — Stat.: Kurzes, aber unförmig dickes Kind. Apathisch. Fixiert nicht; hebt Kopf nicht. Keine Spasmen. — Hochgradiger Mikrozephalus, 39 cm. Font. 1 × 1 cm. Pup. reagieren. Fettpolster am Abdomen ca. 6—7 cm dick. Penis auffallend klein, Hoden normal. — Verl.: 17. 2. Dauernd sehr unruhig, wird beim Schreien sehr spastisch. Idiot. L.P.: sehr hoher Druck, ca. 40 ccm klar. Liq. — Auskunft vom April 18: Spricht kein Wort, kann nicht einmal stehen. Mikrozephale, Umfang 40 cm. — † am 12. 6. 18.

Zu Fall 55—62. Kind 55 und 56 waren frühgeborene Zwillinge; bei beiden entwickelte sich allmählich ein typischer, hochgradiger Little. Kind 57, leicht asphyktisch zur Welt gekommen, konnte die ersten Lebenstage nicht schlucken und zeigte schon damals kleine Zuckungen. 58 bekam seine Anfälle von Zyanose erst am Tage nach der Geburt, die ersten Krampferscheinungen aber erst mit ca. 2 Mon. 59, schwer asphyktisch bei Geburt, zeigte nie krampfhafte Erscheinungen. Der anfängliche Hydrozephalus (mit Exophthalmus) nahm allmählich pyrgozephale Form an. Fall 60 zeigte von Anfang an Schlucklähmung, die später zurückging, sowie leichte Zuckungen. Erst im Alter von $1^3/_4$ Jahr traten schwere Anfälle auf. 61 bietet keine Besonderheiten und 62 endlich war zwar ausgetragen, wog aber nur 2250 g und kam schwer asphyktisch zur Welt. Im Alter von 9 Mon. zeigte er ausgeprägte Mikrozephalie und war sehr fett, Penis auffallend klein. Bezüglich letzterer Punkte muß ich auf das oben über Pyrgozephalie Gesagte erinnern. Völlig ausgeschlossen wäre es nicht, daß es sich bei diesem Kinde tatsächlich um einen Fall von primärer Mikrozephalie gehandelt hat.

Die unter die hier besprochene Ätiologie fallenden Formen von Schwachsinn zeigen in ihrem Verlaufe keinerlei Besonderheiten, die für sie spezifisch wären. Erst die Anamnese, die von Partus praematurus, Asphyxie, Schlucklähmungen, Krämpfen oder Spasmen berichtet, läßt die Annahme einer Blutung als Ursache wahrscheinlich, wenn nicht sicher erscheinen.

Fall 63. Hans K. 251/17. Geb. 22. 5. 17. A. A.: 12. 6.—20. 8. 17.

Anamn.: Z.A. d. E.: 38—36. 2. Partus, Zwillinge, der andere gesund. Spontan, 5 Wochen zu früh geboren, ca. 2000 g. Wegen Ernährungsschwierigkeiten aufgenommen. — Stat.: Atrophiker, sonst o. B. — Verl.: 12. 6. Trinkt gut, verzieht oft schmerzhaft das Gesicht, rollt die Augen, spitzt den Mund (Stäupchen?). 17. 6. Verdreht ab und zu die Augen. 20. 8. Stellt die Beine fest auf (3 Mon. alt, beginnender Little). P. und WaR nicht angestellt. — Nachuntersuchung: 26. 2. 18. Idiot mit Little. Mikrozephale. — August 18. Fixiert nicht, kann noch nicht einmal Kopf heben. Sehr apathisch. 15. 9. 19. Sehr kleiner Schädel, Font. eben noch zu fühlen. Benützt nur die linke Hand. Rechter Arm etwas, Beine stark spastisch. Nie Krämpfe. Nystagmus horiz. Strabism. conv. Pup. reagieren, aber langsam und wenig ausgiebig. Hört gut, kann nicht stehen, nicht einmal den Kopf halten. — Am 15. 3. 20 gestorben.

Fall 64. Alfons W. 851/15, 27 u. 918/17. Geb. 12. 12. 15. A. A.: 23. 12. 15 bis 14. 2. 16, 11. 4.—16. 6. u. 13.—22. 12. 17.

Anamn.: Z.A. d. E.: 44—30. 1. Kind. Der Mutter war am Tage vor der Geburt Holz auf den Rücken gefallen (?), darauf hin wegen Blutung ins Krankenhaus, dort Kind spontan geboren im 7. Mon., Gew.: 1800 g. — Stat.: Kind bewegt sich lebhaft, Font. von normaler Spannung. — Verl.: 1. 2. Trank anfangs so schlecht, daß es sondiert werden mußte. 2. Aufnahme: Zu Hause gut entwickelt, sitzt und steht aber noch nicht, spricht nicht. — Stat.: Körperlich gut entwickelt. Etwas Rachitis. — Verl.: 25. 5. Sehr lebhaft, setzt sich auf, lacht freundlich, wenn man ans Bett tritt. 16. 6. Sitzt gut, fängt an zu stehen. 3. Aufnahme: Läuft nicht mehr, kann nicht mehr sitzen. Oft Husten und Fieber. Sonst sehr lebhaft. — Stat.: Hypotrophiker. Beine spastisch, Littlestellung. Kann nicht stehen, sitzt unsicher. Pat.-Refl. gesteigert. Sensorium und Intelligenz klar, spricht nicht, versteht seinen Namen. — Verl.: Sitzt den ganzen Tag stupide in seinem Bett, spricht kaum je. Nachuntersuchung am 2. 10. 19.: Hochgradig idiotischer Gesichtsausdruck. Spricht nur Mama und Papa. Hört und sieht, fixiert und greift, damit aber ist auch jegliche Äußerung geistigen Lebens erledigt. Läuft erst seit $^1/_4$ Jahr, aber sehr spastisch. Strabismus conv. Kryptorchismus. — Nachuntersuchung am 24. 6. 20. Sauber. Läuft sehr schlecht, breitspurig und X-beinig, balanciert dabei mit den Armen. Beginnt außer Mama und Papa einige weitere Worte zu sprechen. Versteht gewisses, so holt er Bratpfanne, wenn er sieht, daß Mutter Kartoffel kochen will.

Fall 65. Harry L. 673/13. Geb. 7. 10. 13. A. A.: 18. 10. 13—20. 1. 14.

Anamn.: Z.A. d. E.: 42—31. 1. Kind, spontan 2 Monate zu früh mit ca. 1300 g geboren. Versuch anzulegen mißlang. — Stat.: o. B. — Verl.: schreit viel. P. — WaR — (2 mal). — Nachuntersuchung im Febr. 18. Wurde erst mit 3 Jahren sauber, lernte erst mit $2^1/_2$ J. laufen. Spricht kein Wort. Schielt ab und zu. Extrem. schlaff. Sehr eigensinnig. Hört nicht, sonst aber körperlich gesund und leidlich gut entwickelt. — 18. 9. 19. Versatiler Idiot stärksten Grades. Orts- und Personalorientierung vorhanden. Taubstumm, fixiert gar nicht. Dauernd in Bewegung, reißt alles kaput, ist sehr bösartig und freut sich unbändig über den angerichteten Schaden. Leichter, an Intensität wechselnder Strabismus. — Nachuntersuchung am 29. 6. 20. Im großen und ganzen unverändert. Ist seit langem sauber. Holt Gegenstände, auf die man zeigt. Versteht Schuhe, Hose usw. anzuziehen.

Zu Fall 63—65: Diese 3 Kinder entwickelten sich also die erste Lebenszeit völlig normal und trotz genauester Beobachtung hatte nichts an das drohende Schicksal gemahnt. Kind 53 nur zeigte Ende des 1. Monats die bekannten als „Stäupchen" bezeichneten Erscheinungen, deren Harmlosigkeit jedoch im allgemeinen sichergestellt ist. Dann im Alter von 3 Monaten, als das Kind schon seine Beinchen beim Hochheben stellte, war an beginnende zerebrale Starre zu denken, eine Vermutung, die die Untersuchung im 9. Monate bestätigte, während die Intelligenz noch eine normale war. Erst mit $2^4/_{12}$ Jahren war auch der geistige Verfall ein offenkundiger. — Kind 64, mit $1^1/_2$ Jahren noch völlig gesund, erweist sich schon $^1/_2$ Jahr später als hochgradig defekt bei gleichzeitig bestehender Littleschen Krankheit. — Fall 65 endlich, mit 3 Mon. in scheinbar bestem Wohlbefinden entlassen, ist mit 6 Jahren ein tiefstehender agil-bösartiger Idiot. — Die Entstehung des psychischen Defektes schien bei allen drei eine ganz unmerkliche und langsame, aber unaufhaltsam fortschreitende gewesen zu sein. Irgendwelche Erkrankungen in der Zwischenzeit, in der die Kinder nicht in unserer Beobachtung standen, wird von den Angehörigen derselben entschieden in Abrede gestellt.

Zusammenfassung zum Kapitel Idiotie infolge Geburtstraumas bei ausgetragenen und frühgeborenen Kindern. Ist die Analyse der zuletzt beschriebenen 19 Fälle eine richtige, so ergibt sich schon aus ihrer Zahl, die mehr als $^1/_4$ aller umfaßt, die ungemein hohe ätiologische Bedeutung der Geburtsanomalien für den kindlichen Schwachsinn, die auch dann wenig beeinträchtigt wird, wenn selbst das eine oder andere der Kinder tatsächlich an anderer Stelle eingereiht werden müßte. Berücksichtigt man aber, daß ich nur sehr schwer geschädigte und gänzlich bildungsunfähige Patienten herangezogen habe, gedenkt man ferner dessen, was über die Genese des Littleschen Symptomenkomplexes bekannt ist, erinnere ich an die Untersuchungen Ylppös an frühgeborenen Kindern und endlich daran, daß wohl die Mehrzahl derartiger Individuen ein frühzeitiges Ende findet: so gewinnt der Geburtsvorgang als traumatischer Faktor im Leben des einzelnen eine Bedeutung, deren sich Pädiater, Neurologe und Pathologe meiner Überzeugung nach viel zu wenig bewußt werden. Es erhellen sich aber auch dadurch mancherlei Tatsachen, die zwar nicht unbekannt, aber zum Teil wenig durchforscht sind, vor allem die wohl bekannte Kombination von „zerebraler Kinderlähmung mit Imbezillität" und „Imbezillität mit zerebraler Kinderlähmung". Schließlich spinnen sich vielleicht noch Fäden von hier zu den ätiologisch so unklaren Bildern der Bulbär- und Pseudobulbärparalyse, Ausblicke, deren Klärung der Zukunft vorbehalten bleiben muß.

17. Idiotie nach postnatal erworbenen Traumen.

Eine eingehende Besprechung der Klinik der durch postnatale Schädel- oder Gehirnverletzungen hervorgerufenen psychischen Störungen erübrigt sich, so daß ich mich auf einige wenige Besonderheiten des frühkindlichen Alters in dieser Beziehung beschränken kann. Im Vergleich zur späteren Lebenszeit besteht ein Unterschied vor allem darin, daß, wie schon mehrfach erwähnt, selbst streng lokalisierte Gewalteinwirkungen an dem im stärksten Wachstum befindlichen Gehirn oft überraschend umfangreiche Zerstörungen setzen, wie manchmal auch umgekehrt die Beobachtung am Krankenbett ausgedehntere Schädigung erwarten läßt, als der Leichenbefund, wenigstens der makroskopische ergibt. Es scheint dieses Verhalten ein für das Kindesalter überhaupt gesetzmäßiges zu sein, so fiel auch Hamburger bei 26 Fällen von Sinusthrombose junger Kinder „diese auffällige Inkongruenz zwischen Schwere der Gehirnveränderung und den klinischen Symptomen" auf. Daher kommt es, daß die sofortigen und die bleibenden Symptome nach Schädeltraumen meist mehr allgemeiner Natur sind, Herderscheinungen aber ganz fehlen können. Dies gilt auch selbst für Krämpfe, Spasmen und vermehrte Fontanellenspannung. Auffallend ist endlich noch, daß zwischen Intensität des Traumas und der dadurch erzeugten Schädigung oft noch weit weniger eine Parallelität bestehen braucht als beim Erwachsenen.

Der zahlenmäßige Anteil dieser Genese des kindlichen Schwachsinns ist sicherlich geringer als gewöhnlich angenommen wird. Als Minimum finde ich die Angabe Schotts mit $0,36^0/_0$, als Maximum die Bullards mit ca. $15^0/_0$ Ich selbst verfüge nur über einen einschlägigen Fall, der insofern von Interesse ist, als wohl mit Sicherheit eine Verbrühung der Schläfengegend als Ursache des später zutage tretenden Leidens anzusprechen ist.

Fall 66. Joachim M. 418 u. 504/15, 36 u. 362/16, 356/17. Geb. 7. 8. 15.
A. A.: 7.—21. 8. 15, 1. 12. 15—17. 3. 16, 11.—16. 4. 16, 26. 7.—14. 11. 16 und
10. 7.—10. 8. 17.

Anamn.: Z.A. d. E.: 32—19. 1. Kind, in unserem Hause normal mit 3030 g vielleicht
2—3 Wochen zu früh völlig normal geboren. — Stat. und Verl.: ohne Besonderheiten. —
2. Aufnahme: Ca. 3 Mon. dauernde diffuse Bronchitis mit wahrscheinlich verschiedenen
bronchopneumonischen Attacken. Am 30. 11. wurde wohl bei zu vollem (elektrischen)
Bronchitiskessel mit dem Dampf zugleich heißes Wasser herausgeschleudert und das Kind an
der linken Schläfe und der linken Hand verbrüht. Deshalb Aufnahme. — Stat.: Keinerlei
Besonderheiten außer großen Brandblasen an den geschilderten Stellen. — Verl.: 13. 1.
Wunden verheilt. Heute morgen kurzdauernde Krämpfe mit Zuckungen und Augenverdrehen.
17. 3. Keinerlei Krämpfe mehr beobachtet. — 3. Aufnahme: 6 Tage nach Entlassung
bemerkte Mutter, daß Kind öfters plötzlich unmotiviert zusammenzuckte und dann aufschrie.
Dies wiederholte sich mit Pausen 5—6 mal hintereinander und wurde durchschnittlich 2 mal
tags und meist einmal nachts beobachtet. In den letzten 3 Tagen des öfteren Tremor in
Händen und Füßen von kurzer Dauer. — Stat.: o. B. — Verl.: 14. 4. Gestern vormittag,
diese Nacht und heute früh wurden die von der Mutter beobachteten Krampfanfälle je 1 mal
bemerkt: Kind liegt ganz ruhig da; plötzlich reißt es die Arme mehrmals in die Höhe und
weint dabei. Gleich hinterher ganz vergnügt. Font. nicht gespannt. 16. 4. Tagsüber
keine Anfälle mehr, nachts regelmäßig einmal. Manchmal sind auch die Beine beteiligt.
Nie Zuckungen bemerkt. — 4. Aufnahme: Anfälle bestanden zu Hause unvermindert
weiter, dazu traten allmählich Zuckungen in den Extrem. In den letzten 14 Tagen weniger
und leichtere Anfälle. In der Nacht vom 23.—24. schrie Kind plötzlich auf, atmete ange-
strengt und röchelte. Mutter fand es in Krämpfen: kurze Zuckungen in Kopf-, Zungen-
und Extremitätenmuskulatur, Augen nach rechts gedreht, Nystagmus. Dauer ca. 5 Min.
Wiederholt derartige Anfälle bis zur Aufnahme (am 26. 7.). Sonstiger Gesundheitszustand
gut, hält den Kopf, kann aber noch nicht sitzen. Folgt lebhaft den Vorgängen der Umgebung und ist nach den von tiefem Schlaf gefolgten Anfällen völlig munter und normal. —
Bei der Aufnahme hatte Kind einen ca. 2 Min. dauernden Anfall: klonische Zuckungen
im rechten Arm und Bein, Kopf nach rechts gedreht, Augen nach rechts gewendet, Pup.
maximal verengt, Nystagmus horizontal. Die linken Extrem. sind vom Anfall gar nicht
berührt. Unmittelbar hernach wieder ganz vergnügt. — Stat.: Schlaffe Muskul. Sensorium
frei; sehr lebhaftes und zappeliges Kind. Beine an den Leib angezogen, der rechte Arm
wird auffällig geschont. Starke Gelenkschlaffheit. Font. fingerkuppengroß. Pup.: r > l,
reagieren. Linke Augenlider meist halb geschlossen. Strabism. conv. Refl. o. B.
Verl.: Augenbefund (Dr. Pollak): normale Verhältnisse. 8. 8. Nach Sedobrol keine Anfälle,
jedoch häufig Crie encéphalique. Der Bewegungsdrang ist stärker geworden. Hemianopsie
wahrscheinlich (auch von Prof Lewandowsky konstatiert). 12. 8. Balkenstich (Dr. Hey-
mann): Starkes Piaödem; nach Durchstoßung des Balkens quillt unter starkem Druck
reichlich Liquor hervor. 13. 8. Mehrmals kurzdauernde Zuckungen im rechten Arm und
Bein. Verschluckt sich fortwährend beim Trinken. 18. 8. Starkes Nachsickern von Liquor
aus Schädelwunde. Motor. Erscheinungen unverändert. Hemianopsie scheint wesentlich
besser geworden zu sein. 30. 8. Kind sehr munter. 10. 10. Die alten Anfälle, die seltener
geworden waren, treten wieder gehäuft auf. — 5. Aufnahme: In Zwischenzeit nochmals
Balkenstich, da der Kopf immer größer geworden war. Nach Operation deutliche Ver-
kleinerung. — Stat.: Geistig stark zurückgeblieben, brüllt viel ohne allen Grund, außerordentlich zappelig. Blick eigentümlich verloren und in die Ferne gerichtet. — Verl.:
17. 7. Tonische Krämpfe der gesamten linken Körperhälfte. Pup. weit, ohne Reaktion.
Greift nach vorgehaltenen Gegenständen. Unmotiviertes Auflachen und tierisch klingendes
Aufschreien. 10. 8. Keine Krampfanfälle mehr beobachtet. — Nachricht aus August 19:
Kann laufen, aber nicht sprechen. Hört und sieht, leidet noch öfters an Krämpfen. In
einer Anstalt. Völlig bildungsunfähig. — Nachricht vom Juni 20: Keine Krampfanfälle
mehr. Geistig unverändert.

Zu Fall 66: Obwohl Prof. Lewandowsky, der das Kind während seines zweiten
Aufenthaltes im Hause untersucht hatte, die Idiotie als Folge einer Meningitis oder Enzephalitis im Anschluß an die im 8. Monat durchgemachte grippale Infektion auffaßte, neige ich
mehr dazu in der Verbrühung der Schläfengegend die Ursache zu sehen. Vor allem spricht die
Lokalisation an der linken Schädelseite und die Tatsache der dauernd rechtsseitigen Krämpfe

dafür. Ob der zugrunde liegende Prozeß ein rein enzephalitischer war, ob eine Thrombose oder Embolie vorlag oder ob das Trauma nur einen Loc. min. resist. geschaffen hatte, vermag ich nicht zu entscheiden, bekannt ist aber, daß gerade Verbrennungen am Kopfe besonders leicht zu zerebralen Schädigungen führen (Zappert, Gröer).

IV.

Nur kurz möchte ich noch die Prophylaxe und Therapie der kindlichen Schwachsinnszustände streifen. Daß die beliebte Schilddrüsenmedikation, der kaum ein Idiot zu entgehen vermag, außer bei Myxödem und den damit kombinierten Formen des Mongolismus zwecklos ist, ist eigentlich selbstverständlich, muß aber dennoch betont werden. Versuche mit anderen Organ- und arzneilichen Präparaten verschiedenster Herkunft sind zahlreich angestellt worden, bis heute aber resultatlos geblieben. Vielversprechende, wenn auch erst wenige Erfolge zeitigte die chirurgische Behandlung der Blutungen, so hat Cushing (nach Meyer) 16 Kinder operiert und 7 davon geheilt, Simmonds 2 operiert und geheilt. Besteht meine Annahme zu Recht, daß in der Tat Hämorrhagien bei der Imbezillität eine so große Rolle spielen, so stehen der Chirurgie für die Zukunft vielleicht große Aufgaben bevor. Je früher es zu einer operativen Entfernung der Blutmassen kommt, desto größer sind die Aussichten auf vollständige Heilung, da ja — wie aus den angeführten experimentellen Arbeiten von Neumayer und Spatz hervorgeht — gerade in den ersten Tagen das Nervengewebe am schwersten leidet.

Daß die Probleme der Rassenhygiene und der sozialen Fürsorge mit der Bekämpfung des jugendlichen Schwachsinns eng verknüpft sind, liegt auf der Hand. Ich glaube jedoch auf Grund meiner Ausführungen im ersten Abschnitt, daß auf diesem Wege selbst theoretisch nicht viel zu erwarten steht, die praktischen Erfolge aber nur äußerst spärliche sein werden, da ich ja der erblichen Belastung vor allem und der Rachitis nur eine geringe Rolle beimessen kann. (Vgl. damit das Ref. zu Schott auf S. 3.) Revidieren aber müssen wir unsere Anschauungen über die Harmlosigkeit einer zu früh eintretenden Geburt, einschließlich der künstlich herbeigeführten, bezüglich der geistigen Entwicklung eines Kindes, wie aus den letzten Kapiteln wohl zur Genüge hervorgehen dürfte. — Das ist meiner Ansicht nach wohl alles, was in prophylaktischer Beziehung getan werden kann.

Zum Schlusse noch kurz einiges Statistisches. Der Ätiologie nach verteilen sich meine Fälle auf die von mir aufgestellten 3 Haupt- und 17 Untergruppen folgendermaßen:

		Anzahl der Fälle	in %
A.	1	2	3
	2	2	3
	3	—	—
	4	2	3
	5	—	—
	6	5	7
	7	2	3
	8	21	30
	9	—	—
		34	49 %

B.	10	6	8,6
	11	4	6
	12	5	7
		15	21,6 %
C.	13	1	1,5
	14	8	11
	15	8	11
	16	3	4,3
	17	1	1,5
		21	29,5 %

Wenn ich aus dieser relativ geringen Anzahl Schlüsse ziehen darf, so ergibt sich, daß die Hälfte aller dieser Idiotien als Mißbildungen im weitesten Sinne zu gelten haben und daß mehr als $^1/_4$ (27 %) auf Traumen unter der Geburt zurückzuführen sind.

Endlich noch die Frage der Lebensaussichten jugendlicher Idioten. Von 69 Patienten (von einem konnte ich keine Auskunft erhalten) lebten zur Zeit der Nachuntersuchungen, die größtenteils im Herbst 1919 stattfanden, nur noch 24; von den übrigen 44 — von dem 45. konnte ich nur die Tatsache des Todes, nicht aber das erreichte Alter in Erfahrung bringen — starben im Alter von

0— 3	Monate	2	
3— 6	,,	7	= 14
6— 9	,,	3	
9—12	,,	2	
12—18	,,	3	= 8
18—24	,,	5	
2— 3	Jahre	9	
3— 4	,,	5	
4— 5	,,	5	
5— 6	,,	1	
6— 7	,,	1	
7— 8	,,	1.	

Es bestätigt sich also auch hier, daß die Mehrzahl dieser Kinder noch vor dem Ende des 3. Lebensjahres abstirbt. Daß bei mir das 1. so gering vertreten ist, beruht auf der eingangs erwähnten Auswahl meiner Fälle, bei der ich Kinder ausschied, deren Intelligenzdefekt in diesem Alter noch nicht einwandfrei als hochgradig feststand.

Am Ende dieser meiner Ausführungen möchte ich nicht verfehlen noch einmal ausdrücklich zu betonen, daß ich mir voll und ganz bewußt bin, wieviel von allem noch recht problematischer Natur bzw. persönliche Anschauungssache ist. Vor allem entbehre ich der sicheren Stütze durch pathologisch-anatomische Belege, besonders durch histologische. Wenn es mir aber gelungen sein soll die Aufmerksamkeit weiterer Kreise von Pathologen und Neurologen, vor allem der Leiter von Heil- und Pflegeanstalten für jugendliche Insassen, die über das hierfür idealste Material verfügen, für diese in medizinischer wie sozialhygienischer Beziehung so ungemein wichtigen Fragen zu erregen, so glaube ich erreicht zu haben, was ich mir bei und mit dieser Arbeit vorgenommen habe.

Anhang.
Über Längen- und Massenwachstum bei Kindern mit schweren Formen angeborenen oder früh erworbenen Schwachsinns.

(Unter Zugrundelegung der im Hauptteil besprochenen 70 Fälle.)

I.

Die interessanten Fragen des Wachstums bei jugendlichen Geisteskranken sind noch lange nicht in befriedigender Weise bearbeitet, geschweige denn gelöst. Unsere Kenntnisse über das Längen- und Massenwachstum fußen auf nur wenigen, meist älteren Untersuchungen, die aber insgesamt schwerwiegende Mängel aufweisen. Vor allem wurde bis jetzt gerade die Periode des Lebens meist nicht berücksichtigt, die mir für das Verständnis der Anomalien auf diesem Gebiete am wichtigsten erscheint: die Säuglings- und Kleinkinderzeit. Ferner genügen alle diese Mitteilungen einer dringlichen Forderung nicht, nämlich der getrennten Betrachtung der einzelnen Arten und Formen der angeborenen und früherworbenen psychischen Defektzustände. Nur Weygandt (e), dem ich mich hierin voll und ganz anschließe, ist der einzige, der ausdrücklich eine individuelle Analyse der Schwachsinnsfälle verlangt, sollte ein Einblick in die kausalen Beziehungen zwischen Körperwachstum und geistiger Entwicklung und so ein Fortschritt unserer Erkenntnis gewonnen werden. Aus der Nichtbeachtung dieses eigentlich selbstverständlichen Postulates erklären sich denn auch die ganz ungenügenden und vielfach sich widersprechenden Angaben, die beim Studium einschlägiger Werke dem Ratsuchenden dauernd aufstoßen.

Trotz der kleinen Zahl meiner Fälle habe ich mich deshalb doch entschlossen mein Material auch nach dieser Richtung hin zu bearbeiten, bin mir aber wohl bewußt, daß es bei weitem nicht ausreichend ist, um irgendwelche bindende Folgerungen daraus zu ziehen.

Bevor ich auf meine eigenen Befunde eingehe, sei es mir erlaubt zusammenfassend das Wenige zu bringen, was ich in der mir zugänglichen Literatur zu diesem Thema finden konnte. Einige weitere Mitteilungen, die mongoloide Idiotie betreffend, sollen erst bei diesem Abschnitte selbst Erwähnung finden.

Tabelle I.

Alter in Jahren	nach Kind				nach Rösch				Meine Durchschnittswerte nach Friedenthal
	Zahl der Fälle		Gefundene Werte		Zahl der Fälle		Gefundene Werte		
	m.	w.	m.	w.	m.	w.	m.	w.	
4	4	3	104,5	94,7	1	3	104,7	90,4	96,5
5	9	1	98,7	104,6	2	5	103,5	94,7	103,5
6	21	10	103,2	101,5	—	3	—	112,4	110,0
7	29	27	106,4	105,7	3	3	108,4	107,0	115,0
8	54	42	111,0	109,6	11	5	112,1	112,4	119,0
9	61	50	115,7	114,7	4	4	105,5	112,4	124,5
10	73	59	119,3	118,7	5	4	121,8	126,4	129,0

Die ältesten brauchbaren Studien über das Längenwachstum idiotischer Kinder stammen von Rösch und von Kind, doch erstrecken sich diese nicht auf die ersten 3 Lebensjahre. — Tabelle I, nach Kind (nur bis zum vollendeten 10. Jahre angeführt), gibt die Zahlen dieser beiden Autoren wieder. Zum Vergleich habe ich die Friedenthalschen Werte beigefügt, die ich meinen Messungen als Norm zugrunde gelegt habe.

Die Schlüsse, zu denen Kind an der Hand dieser Zahlen kommt, sind kurz folgende: „Die Intensität des Wachstums ist demnach bei der Idiotie nicht bloß eine schwächere, sondern auch eine langsamere. Das Längenwachstum wird bei Idioten offenbar verringert und verzögert." Ferner findet er noch, daß der Schwachsinnige auch seine definitive, aber unternormale Größe erst später als der Normale, also in längerer Zeit selbst ein nur minderwertiges Resultat erreicht. Den Hauptgrund für dieses Zurückbleiben glaubt Kind in der „Skrofulose" (was man eben im Jahre 1876 darunter verstand) und in der Rachitis erblicken zu müssen.

Sklarek untersuchte 62 Kinder der Irrenanstalt und 169 Zöglinge der Idiotenerziehungs-anstalt Dalldorf, erstere meistenteils bildungsunfähige Patienten von 2—16, letztere mehr minder bildungsfähige von 7—16 Jahren. Er folgert: „Sind die Idioten auch in den ersten Lebensjahren kleiner als geistesgesunde Kinder, so lehrt doch die Beobachtung, daß auch das Wachstum der psychisch Kranken langsamer vor sich geht als unter normalen Verhältnissen; daher weichen ältere Individuen von dem Mittelwert mehr ab als jüngere. Die bildungsfähigen Schwachsinnigen dagegen nähern sich mehr den Geistesgesunden." Was das Körpergewicht anlangt, so scheint der Imbezille nach Sklarek oft in noch jüngerem Alter zu stehen als es seiner schon an sich geringeren Länge entspricht.

Rankes Messungen sind für meine Zwecke nicht verwertbar, da sie einerseits meist Individuen des 2. Jahrzehntes betreffen, andererseits auch genaue Zahlenangaben vermissen lassen.

Nach Vogt (e) beträgt die durchschnittliche Differenz, welche bei Erwachsenen die Idioten von der Norm trennt, etwa 10 cm. In den ersten Lebensjahren sei der Unterschied nicht so groß (im 6. z. B. 1,4 beim männlichen, 1,6 cm beim weiblichen Geschlecht), nehme aber mit den Jahren zu. Auch er schließt daraus auf ein weniger energisches Wachstum. Ähnliches sah auch Dall bei seinen Untersuchungen an Schülern von Hilfsklassen.

Goddart, dessen Originalarbeit mir leider nicht zugänglich war, findet ebenfalls den Wachstumsprozeß bei Idioten schwer, weniger stark dagegen bei Imbezillen gestört, während er bei Debilen vor der Reife normal sei und erst dann eine Retardierung eintrete. Er erblickt darin „eine bemerkenswerte Korrelation zwischen körperlicher und geistiger Entwicklungs-höhe: ist diese gering, so haben wir nicht nur eine gestörte Gehirnfunktion, sondern auch eine Alteration des ganzen Organismus und einen Tiefstand des Wachstumsprozesses vor uns." Auch seien Schwachsinnige schon bei der Geburt leichter an Gewicht als Normale.

Rehm, der bis zu einem gewissen Grade die verschiedenen Formen des Schwachsinns einer getrennten Betrachtung unterzieht, schreibt: „Übersehen wir die Resultate, so sehen wir, daß das idiotische Kind sowohl in der Körpergröße, wie im Körpergewicht zum Teil erheblich unter dem Normaldurchschnitt steht. Die ungünstigsten Verhältnisse zeigt die Idiotie mit zerebraler Kinderlähmung, sei es mit oder ohne Epilepsie, am günstigsten schneiden die einfach-epileptischen Kinder ab."

Kellner endlich wog 71 schwachsinnige Knaben; nur 18 hatten normale und 7 übernormale Gewichte, 44 dagegen waren untergewichtig, 2 „unterernährt".

Als Gründe für das Wachstumsdefizit des idiotischen Kindes werden die verschiedensten Ursachen genannt; ich erwähne hier nur, daß Weygandt als Vermittler zwischen diesem und der Gehirnerkrankung in erster Linie die Hypophyse anschuldigen zu müssen glaubt.

Überblicken wir all diese Angaben, so stimmen sie darin überein, daß Wachstum und Wachstumstrieb beim geistig schwergeschädigten Jugendlichen ganz wesentlich geringer als beim Geistesgesunden sind, daß also mithin eine Zunahme der Differenz zwischen beiden mit den Jahren eintritt, obwohl die Dauer des Wachstums über die Norm verlängert sein kann.

II.

Trotz der Einwände von verschiedener Seite gebrauche ich zur Anfertigung meiner Normalkurven die Friedenthalschen Zahlen als die heute am meisten benützten. Um sie aber für meine Zwecke geeigneter zu machen, zog ich aus den für Knaben und Mädchen getrennt angegebenen Werten das arithmetische Mittel, außerdem rechnete ich die Angaben für die Fötalperiode von Mond- in Kalendermonate um.

Um ferner aber noch zu veranschaulichen, inwieweit meine Patienten normale Körperproportionen (= „Statur") aufwiesen, habe ich die graphische Darstellung des Pirquetschen Längengewichtsindexes $\left(\text{Längenindex } p = \dfrac{(\text{Länge in cm}^3)}{\text{Gewicht in g}} \right)$ mit herangezogen. Eins jedoch darf dabei nicht übersehen werden. Der Pirquet-, wie der Liviindex sagen an sich nichts darüber aus, ob Länge und Gewicht in normalem Verhältnis zu einander stehen. Zu einer Beantwortung dieser Frage ist es vielmehr notwendig eine Reduktion vorzunehmen dergestalt, daß man das Gewicht nicht mit dem Durchschnittsgewicht des jeweiligen Lebensalters vergleicht, sondern mit dem, das der tatsächlichen Länge entspricht, so wie Pirquet selbst dies zum Gebrauch seiner Alter-Längen-Gewichtstabellen vorschreibt. Jetzt erst gibt die Lage des gefundenen Punktes darüber Aufschluß, ob die Körperproportionen normal oder zugunsten der Länge bzw. des Gewichtes verschoben sind. Ferner aber läßt eine Tafel, die neben dem „rohen" auch den „reduzierten" P.-I. — wie ich sie nennen möchte — enthält, noch manche weitere Beziehungen zwischen Masse und Länge erkennen[1]). Liegen beide Werte über der Normalkurve, so besteht immer ein Mißverhältnis zuungunsten des Gewichtes, liegen sie darunter, zu ungunsten der Länge. Die horizontale Entfernung beider gibt den Zeitunterschied (in Monaten) an, der besteht zwischen dem tatsächlichen Alter des betreffenden Kindes und dem eines für sein Alter entsprechend entwickelten. Das untersuchte Individuum ist also zu klein, wenn der reduzierte P.-I. links, zu groß, wenn er rechts vom rohen sich befindet. Verläuft dabei die Normalkurve annähernd in der Mitte zwischen beiden Punkten, dann ist die Statur eine wohlproportionierte. Hinzufügen möchte ich noch, daß ich bei meinen Patienten nur die jeweils letzten mir zur Verfügung stehenden Werte zur Berechnung des P.-I. verwandt habe und daß auf der Abszisse das Alter in Monaten von der Konzeption, nicht von der Geburt an aufgetragen ist[2]).

Endlich habe ich noch bei der letzten Gruppe die von Yllpö konstruierten Durchschnittskurven der Frühgeborenen mit eingezeichnet um Aufschluß darüber zu bekommen, ob das bei diesen Kindern beobachtete Verhalten nur die Folge des vorzeitigen Abschlusses der intrauterinen Entwicklung sei oder nicht[3]).

Die eingangs aufgestellte Forderung berücksichtigend bei Wachstumsstudien die einzelnen Arten des kindlichen Schwachsinns gesondert zu behandeln, habe ich mein Material auf Grund der aufgestellten Einteilung zerlegt. Um jedoch nicht mit zu kleinen Zahlen operieren zu müssen, faßte ich verschiedentlich engverwandte Unterabteilungen zusammen, so daß aus den dort genannten 17 Gruppen folgende 7 entstanden: a) Idiotien infolge intrauteriner nicht infektiöser oder traumatischer Wachstumsstörungen (Unterabteilungen 1, 2, 3, 4, 5 u. 7) mit Ausnahme der familiären amaurotischen Idiotie = b) (6) und des Mongolismus = c) (8). d) Idiotie infolge infektiöser usw. Prozesse des Gehirns und seiner Häute (10, 12), mit Ausnahme der auf luetischer Basis = e) (11). Endlich f) Idiotie infolge traumatischer Schädigungen vor, bei oder nach der Geburt (13, 14 u. 17) mit Ausnahme der auf Partus praematurus zurückzuführenden = g) (15, 16).

III.

a)

(1 = 1, 2 = 2, 3 = 3, 4 = 4, 5 = 5, 6 = 6, 7 = 11, 8 = 12. Die jeweils an erster Stelle stehenden Zahlen entsprechen denen der Kurven, die zweiten geben die Nummer an, unter der die einzelnen Patienten im Hauptteil dieser Arbeit Erwähnung fanden.) (L = Längen-, G. = Gewichts-, p = Längengewichtsindexkurve.)

[1]) In den Kurvenbildern ist der rohe P.-I. mit ×, der reduzierte mit ○ bezeichnet.

[2]) Ich halte es nicht für überflüssig zu bemerken, daß meine Einzelkurven — als unstete — selbstverständlich keine echten Wachstumskurven darstellen. Sie sind nichts Weiteres als die Verbindungslinien der einzelnen mir zur Verfügung stehenden Werte von Länge und Gewicht der einzelnen Kinder.

[3]) Yllpö bezeichnet den Raum zwischen Durchschnittskurve der frühgeborenen und der der ausgetragenen Kinder mit dem treffenden Ausdruck „Schädigungszone".

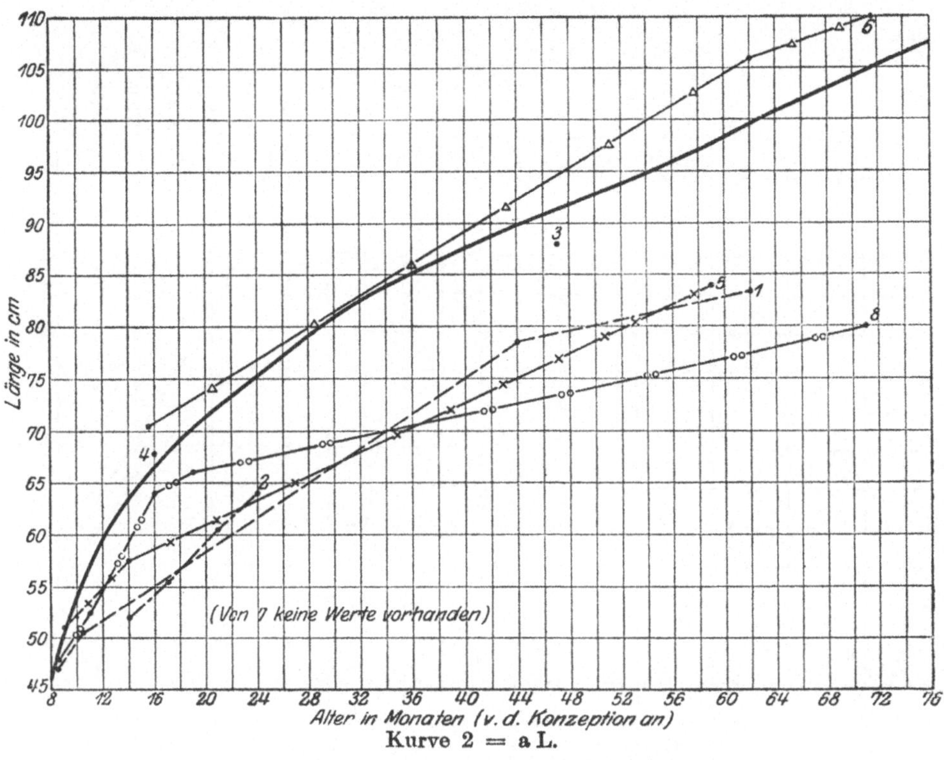

Kurve 2 = a L.

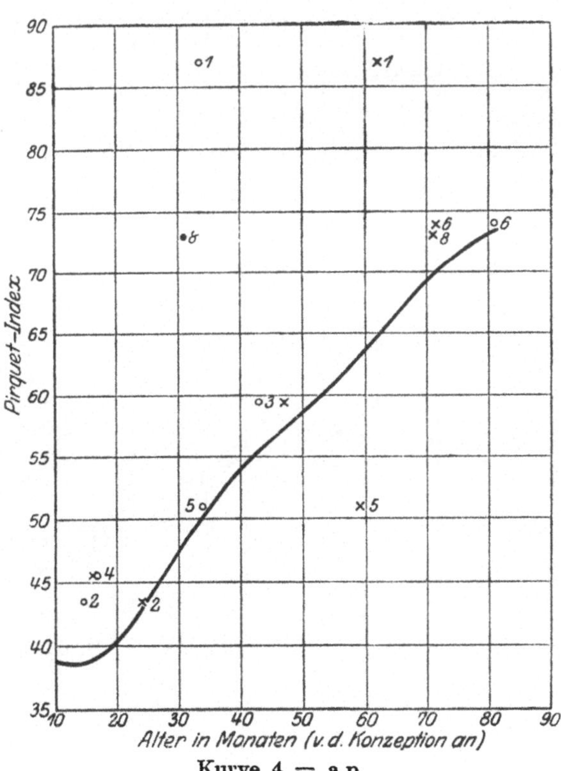

Kurve 4 = a p.

Gewicht in gr
13 500
13 000
12 500
12 000
11 500
11 000
10 500
10 000
9500
9000
8500
8000
7500
7000
6500
6000
5500
5000
4500
4000
3500
3000
2500
2000
Gewicht in gr
18 000
17 500
17 000
16 500
16 000
15 500
15 000
14 500
14 000
13 500
7 8 9 10 12 14 16 18 20 22 24 26 28 30 32 34 36 38 40 42 44 46 48 50 52 54 56 58 60 62 64 66 68 70 72
Alter in Monaten (v. d. Konzeption an)
1
2
3
4
5
6
7
8

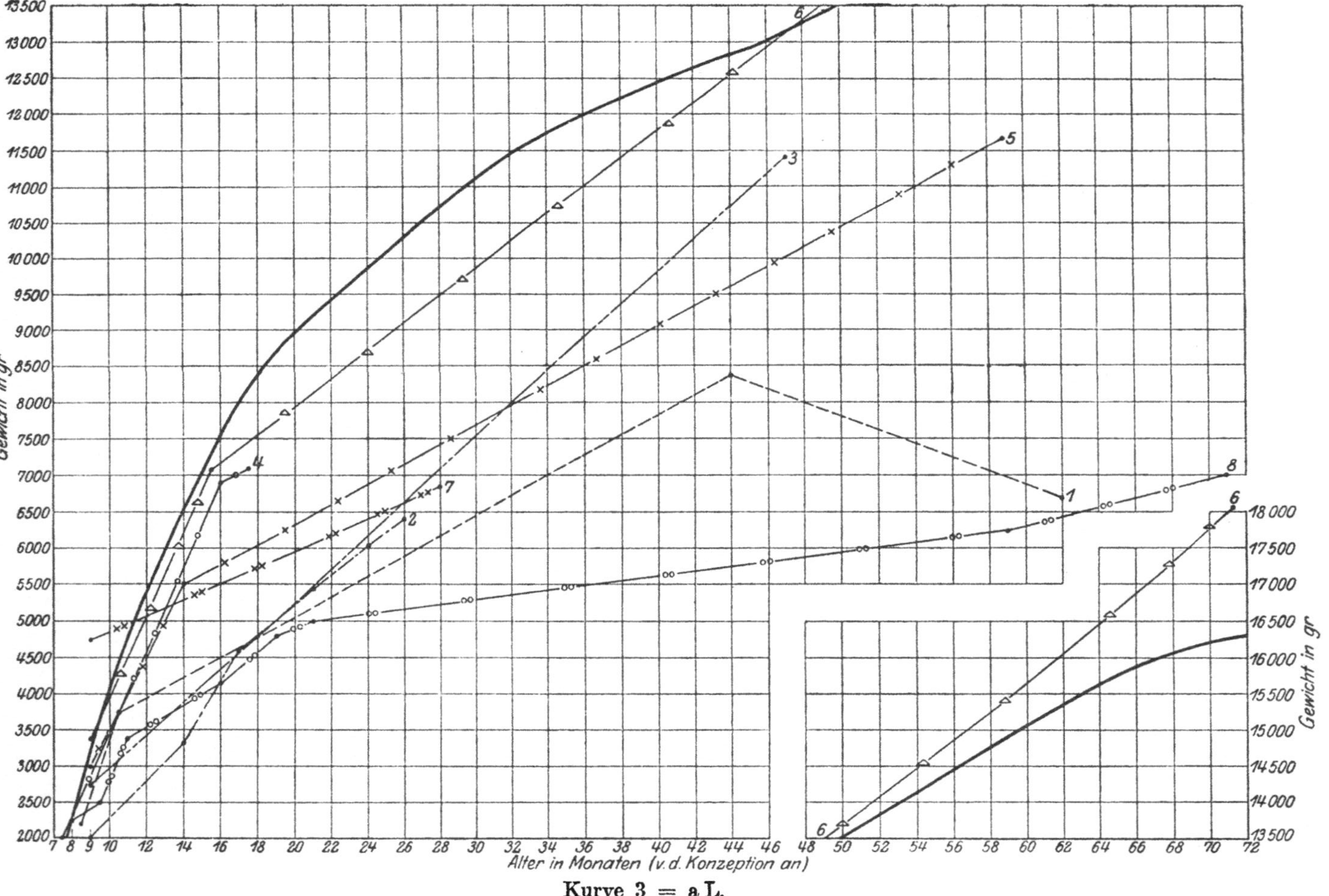

Kurve 3 = a L.

Ergebnis: 8 Kinder. Länge: bei Geburt normal; mäßiges Zurückbleiben im 1. und 2. Lebensjahr, später langsames Nach-, aber nicht völliges Einholen des Verlustes, so daß dieser absolut sich zwar vergrößert, relativ aber geringer wird. Ebenso verhält es sich mit dem Gewicht, nur sind hier die Ausschläge zum Teil wesentlich größer. Es weichen deshalb nur bei diesen die P.-I. erheblich von der Norm ab, während sie bei den übrigen der Durchschnittskurve naheliegen.

b)

(1 = 7, 2 = 8, 3 = 9, 4 = 10, 5 = A.)

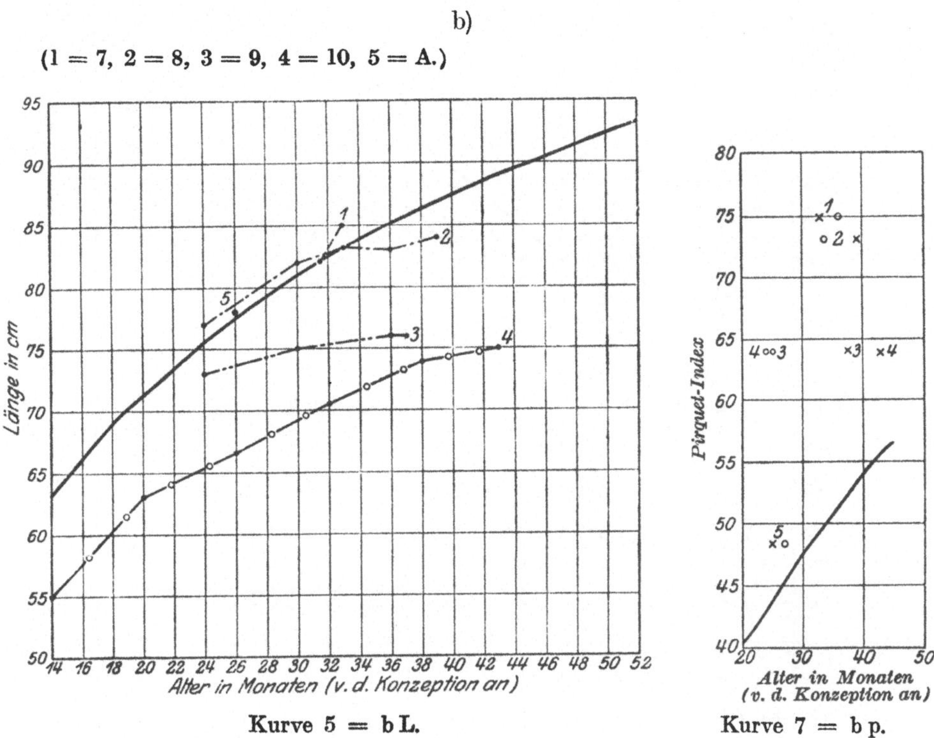

<table>
<tr><td>Kurve 5 = b L.</td><td>Kurve 7 = b p.</td></tr>
</table>

Ergebnis: 5 Kinder. Die Länge ist gegen die Norm wenig zurückgeblieben, der Wachstumstrieb aber ist ein normaler, so daß die einzelnen Kurven fast genau zu dieser parallel verlaufen. Das Gewicht zeigt ebenfalls lange Zeit keinerlei Beeinträchtigung, erst wenn die Krankheit in ihr Endstadium, das des allgemeinen Marasmus eintritt, beginnt es halt zu machen bzw. zu sinken. Dementsprechend stehen rohe und reduzierte P.-I. sehr hoch.

c)

(1 = 13, 2 = 14, 3 = 15, 4 = 16, 5 = 17, 6 = 18, 7 = 19, 8 = 20, 9 = 21, 10 = 22, 11 = 23, 12 = 24, 13 = 25, 14 = 26, 15 = 27, 16 = 28, 17 = 29, 18 = 30, 19 = B, 20 = C, 21 = D.)

Hier habe ich noch einige Literaturangaben nachzutragen, da der Mongolismus bezüglich Wachstumsfragen sich eines lebhafteren Interesses erfreut als die übrigen Schwachsinnszustände des Kindesalters. Trotzdem scheiden sich die Ansichten hierüber in zwei Lager: Siegert, Vogt und Kassowitz, um die bedeutendsten zu nennen, halten das Längenwachstum der Mongolen für gar nicht oder nur wenig retardiert, ja selbst übernormale Maße für keineswegs selten. Berblinger spricht von „Wachstumsanomalien bei Mongolismus", ohne sich genauer über die Art derselben zu äußern. Folgende Autoren aber nehmen das Gegenteil an: Dolega berichtet, daß zwischen dem 6. und 7. Lebensjahr die Wachstumsdifferenz gegen die Norm am größten sei. Kellner schätzt das Längendefizit auf 10,8 % im Mittel, Apert auf rund $\frac{1}{5}$. (Apert: „Dans l'ensemble, le corps est moins développé que chez un enfant du même âge; l'enfant, en taille comme en poids est en

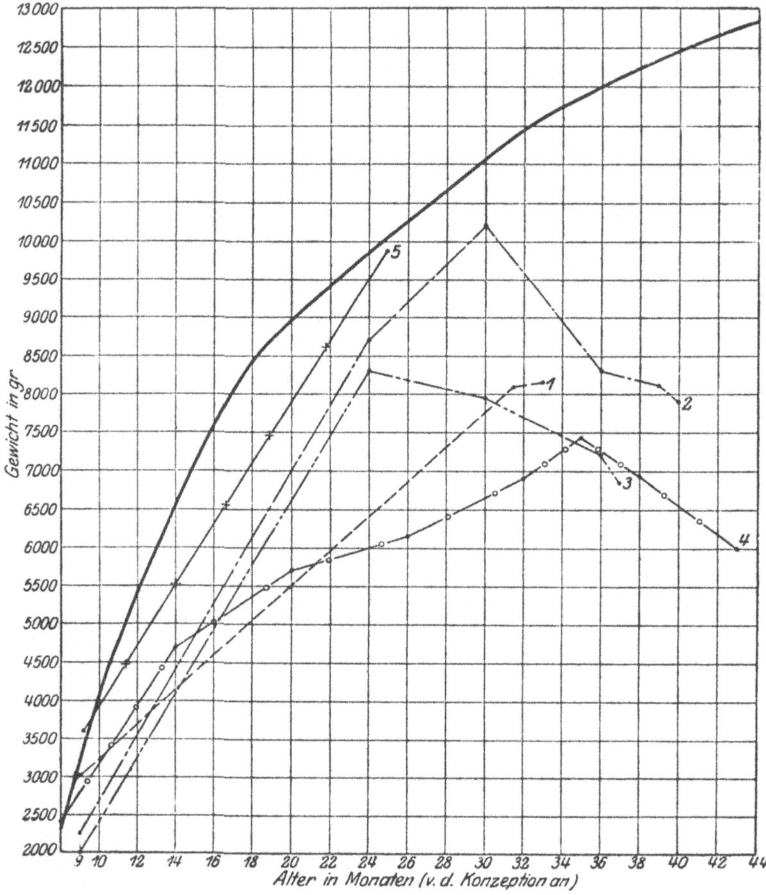

Kurve 6 = b G.

retard d'un cinquième environ sur la taille et les poids normeaux du même âge".) Nach Weygandt (e) endlich findet sich „zweifellos auch (im Original nicht gesperrt) Minderwuchs, selbst Zwergwuchs".

Ergebnis der Kurven 8, 9 und 10: 21 Kinder. Bei Geburt geringes aber deutliches Zurückbleiben der Länge hinter der Norm, das sich im Laufe des 1. Lebensjahres noch etwas vergrößert. Dann aber tritt eine Erholung ein, so daß der Minderwuchs relativ ein geringgradiger wird. Ebenso verhält sich das Gewicht, bei dem aber die Ausschläge anfänglich weit größere sind. Die P.-I. zeigen demnach in den ersten Lebensjahren eine bedeutende Bevorzugung der Länge, die aber mit steigendem Alter immer geringer wird, so daß bei den älteren Kindern die Durchschnittskurve über ihren P.-I. verläuft. In „Statur" ausgedrückt haben wir es also bei den jüngeren mit zu langen, bei den älteren mit zu dicken Kindern zu tun. Der Wendepunkt liegt ungefähr an der Grenze des 3. und 4. Jahres bürgerlichen Alters. Alles in allem ist ein Zurückbleiben der gesamten Entwicklung unverkennbar, das Ausmaß des Fehlbetrages aber ist relativ gering.

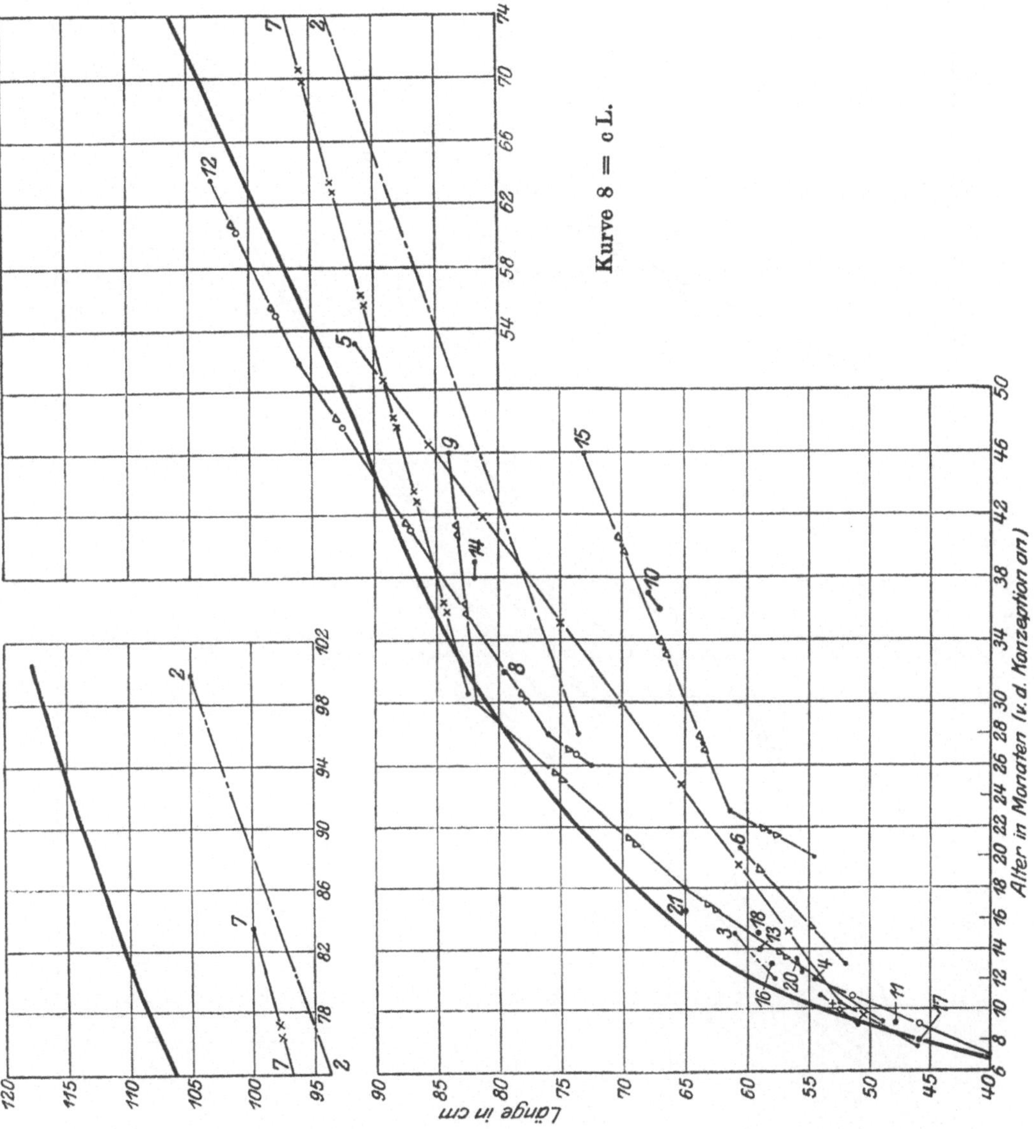

Wie erklären sich aber nun diese Widersprüche in den Angaben der oben genannten Autoren? So klein die Zahl meiner eigenen Fälle ist, so glaube ich doch daraus schließen zu dürfen, daß diese Verschiedenheiten einerseits begründet sein können in einer einseitigen Zusammensetzung des jeweiligen Materials hinsichtlich des Alters, während andererseits meine Tafeln lehren, daß zwar

die Mehrzahl der Mongolen dem oben geschilderten Verhalten folgt, einige
wenige aber Extreme darstellen, wobei die körperlich zurückgebliebenen

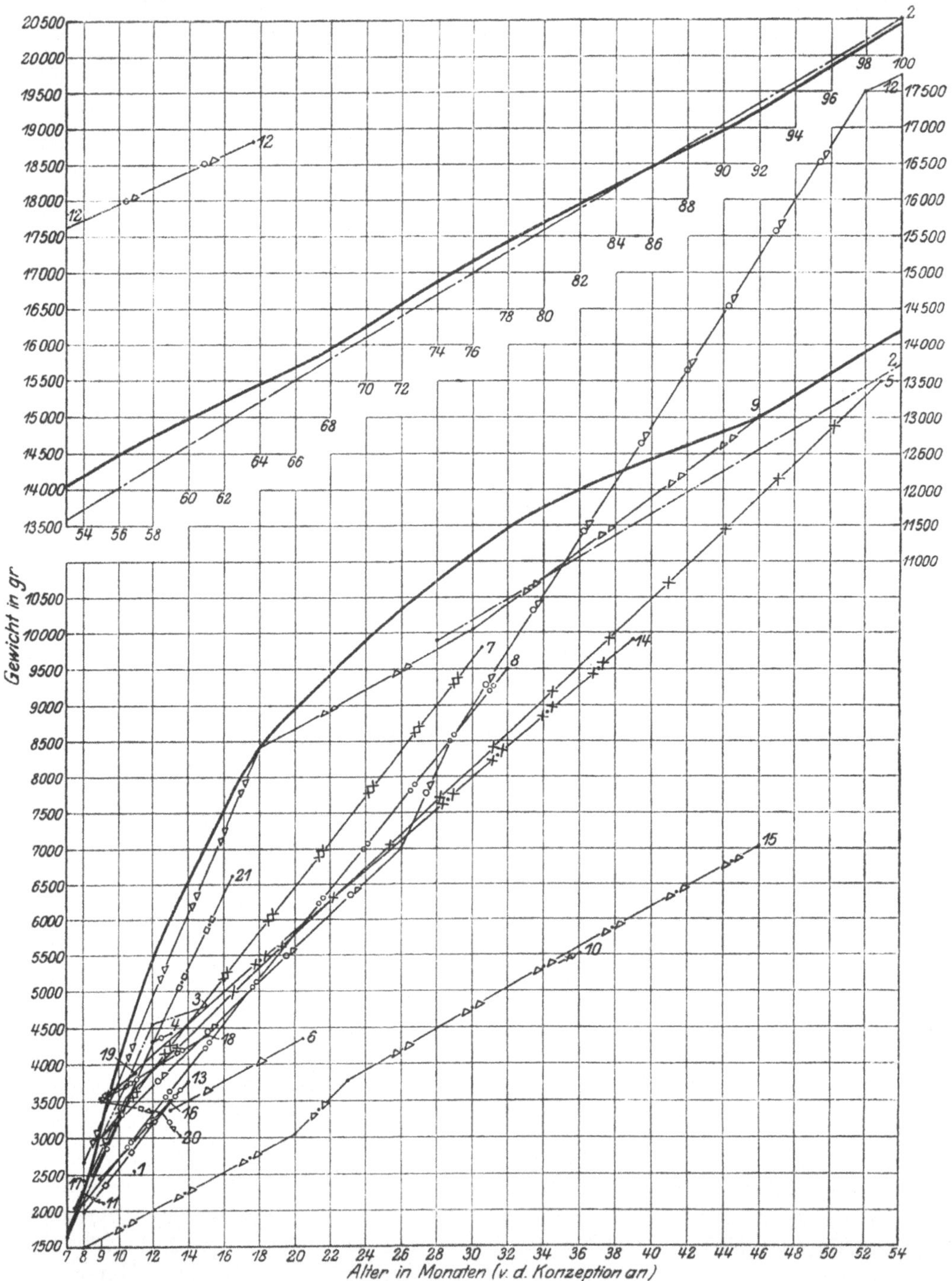

Kurve 9 = o G.

häufiger sind als die zu großen. Je kleiner also die Zahl der Beobachtungen ist, desto stärker kommen Abweichungen von der Norm zur Geltung, desto

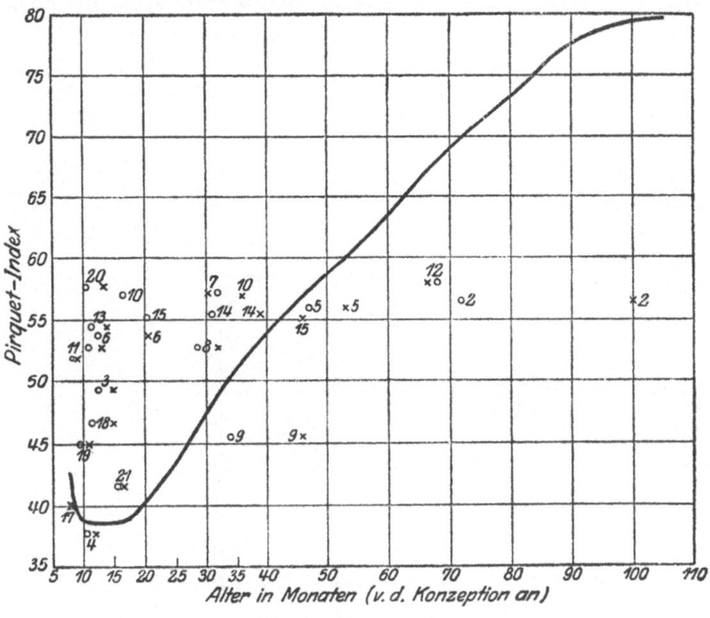

Kurve 10 = c p.

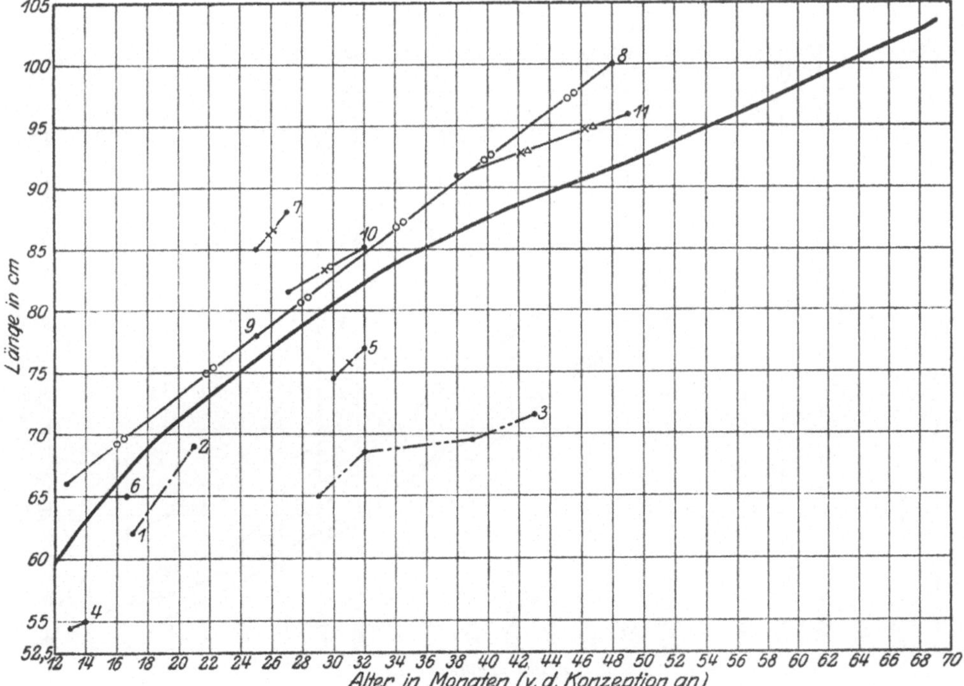

Kurve 11 = d L.

leichter führen sie zu irrigen Auslegungen. Ich glaube daher mich Kassowitz, Siegert und Vogt, die wohl über die größte persönliche Erfahrung auf diesem Gebiete verfügen, in der oben geäußerten Ansicht anschließen zu müssen.

d)

(1 = 31, 2 = 32, 3 = 33, 4 = 34, 5 = 35, 6 = 36, 7 = 41, 8 = 42, 9 = 43, 10 = 44, 11 = 45.)

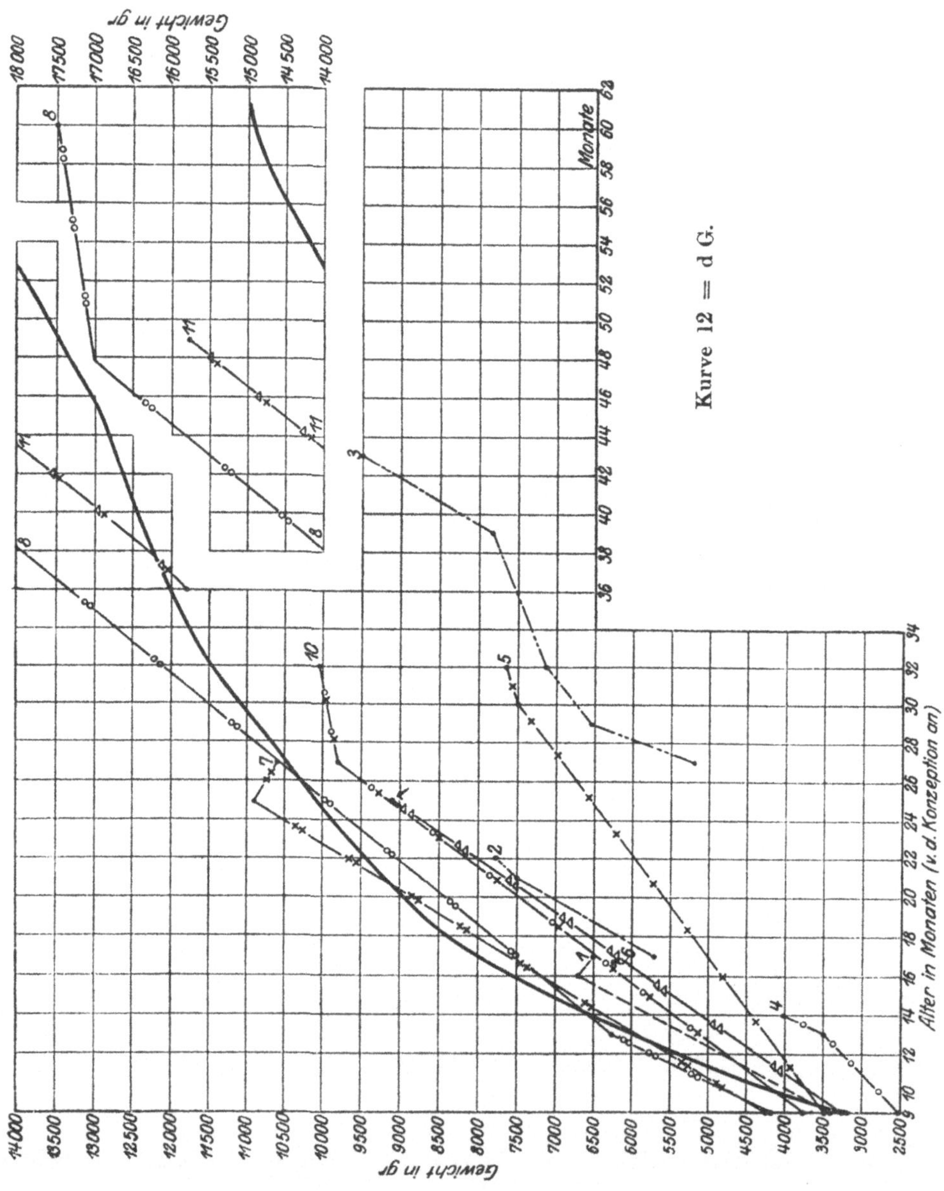

Ergebnis: 11 Kinder. Die 5 Kinder 7—11 sind die Vertreter jener Krankheitsform, die ich oben als „epileptoide Idiotie" bezeichnet habe. Auch hier nehmen sie eine Sonderstellung vor den übrigen ein, indem sie insgesamt

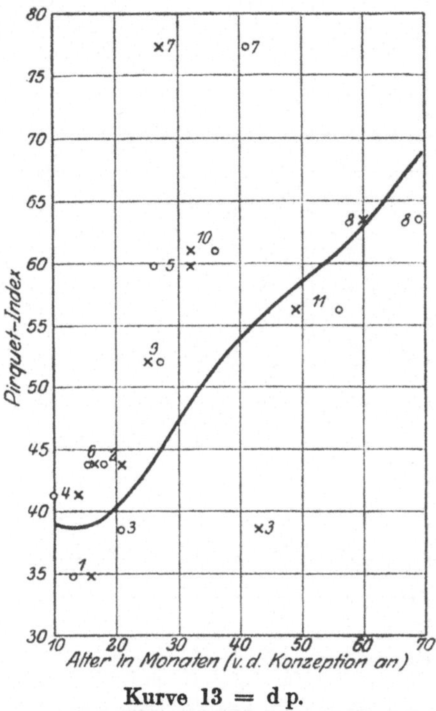

Kurve 13 = d p.

von übernormaler Körpergröße sind, während bei den übrigen 6 das Umgekehrte der Fall ist. Groß freilich ist dieses differente Verhalten der beiden Gruppen nicht, besonders nicht beim Gewicht. Die Lage der P.-I. ist demzufolge auch keine ganz gleichmäßige.

e)

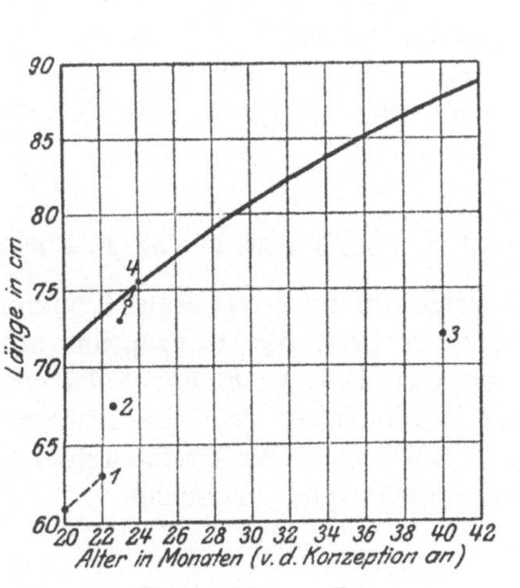

Kurve 14 = e L.

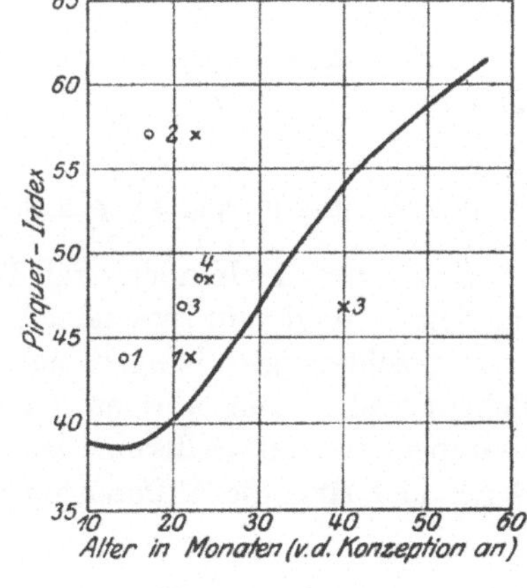

Kurve 16 = e p.

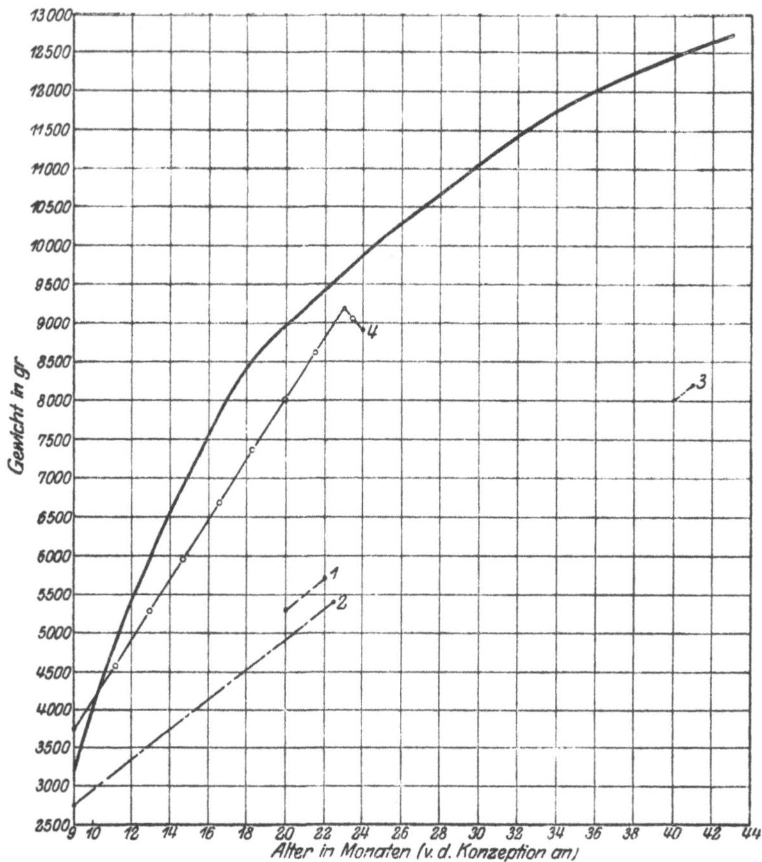

Kurve 15 = e G.

(1 = 37, 2 = 38, 3 = 39, 4 = 40.)

Ergebnis: 4 Kinder. Mit Ausnahme eines Patienten ausgesprochene
Schädigung des Längenwachstums, starke des Gewichtes, wie besonders aus
der p-Kurve hervorgeht. Ich bin aber geneigt diesen Befund als eine Folge
der Lues an sich zu deuten, die bei dreien von ihnen die unmittelbare
Todesursache wurde.

f)

(1 = 46, 2 = 47, 3 = 48, 4 = 49, 5 = 50, 6 = 51, 7 = 52, 8 = 53, 9 = 54, 10 = 66.)

Ergebnis: 10 Kinder. Fall 10, bei dem es sich um ein postnatales Trauma
handelte, zeigt ein besonders im 2. Lebensjahr (von der Konzeption an)
stark beschleunigtes Längenwachstum, mit dem das des Gewichtes fast gleichen
Schritt hält. Die übrigen bieten dieselben Verhältnisse wie die früheren
Gruppen, indem wiederum das Gewicht das meist schwerer geschädigte ist.
Auch hier sind die Differenzen von der Norm nicht sehr erhebliche.

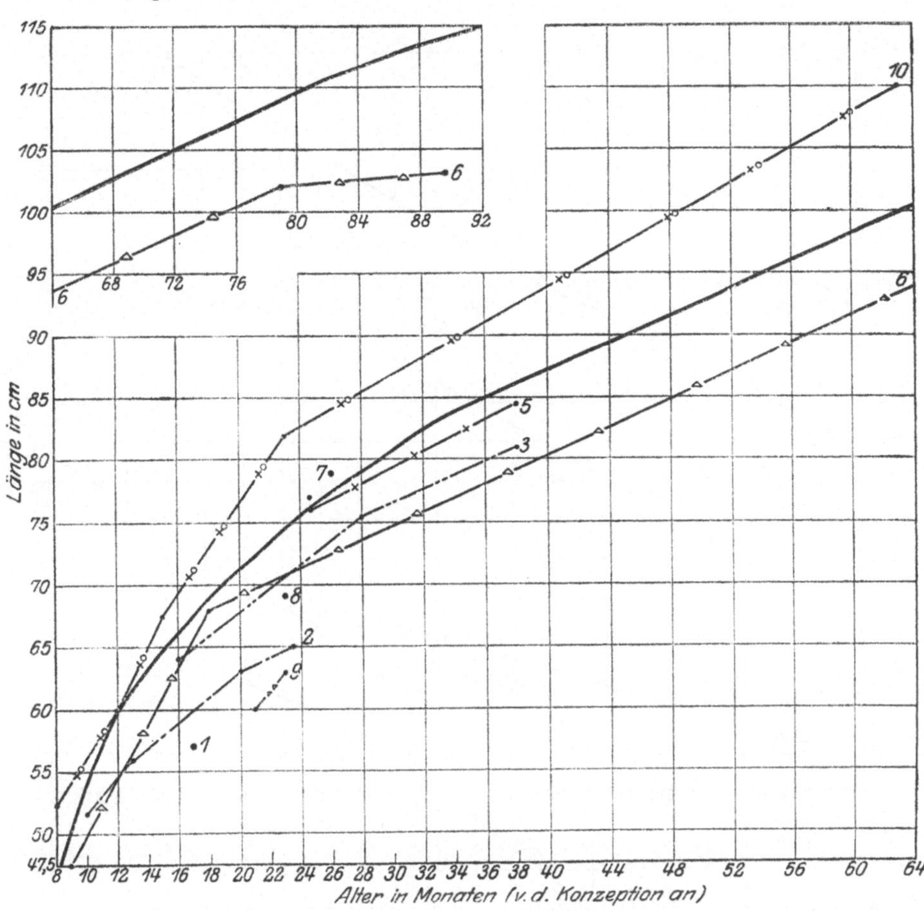

Kurve 17 = f L.

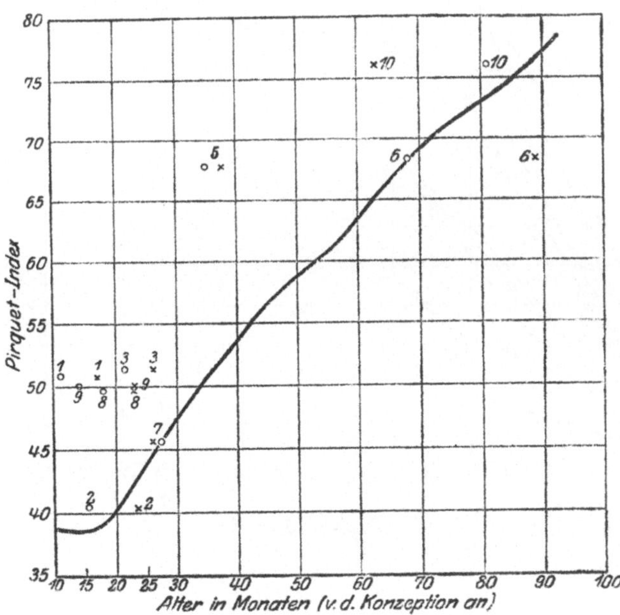

Kurve 19 = f p.

19000
18500
18000
17500
17000
16500
16000
15500
15000
14500
14000
13500
13000
12500
12000
11500
11000
10500
10000
Gewicht in gr
54 56 58 60 62 64 66 68 70 72 74 76 78 80 82 84 86 88 90 92 94 96
16000
15500
15000
14500
14000
13500
13000
12500
12000
11500
11000
10
6
5
10500
10000
9500
9000
8500
8000
7500
7000
6500
6000
5500
5000
4500
4000
3500
3000
8 10 12 14 16 18 20 22 24 26 28 30 32 34 36 38 40 42 44 46 48 50 52
Alter in Monaten (v.d. Konzeption an)
10
6
5
7
3
2
8
9
1
4

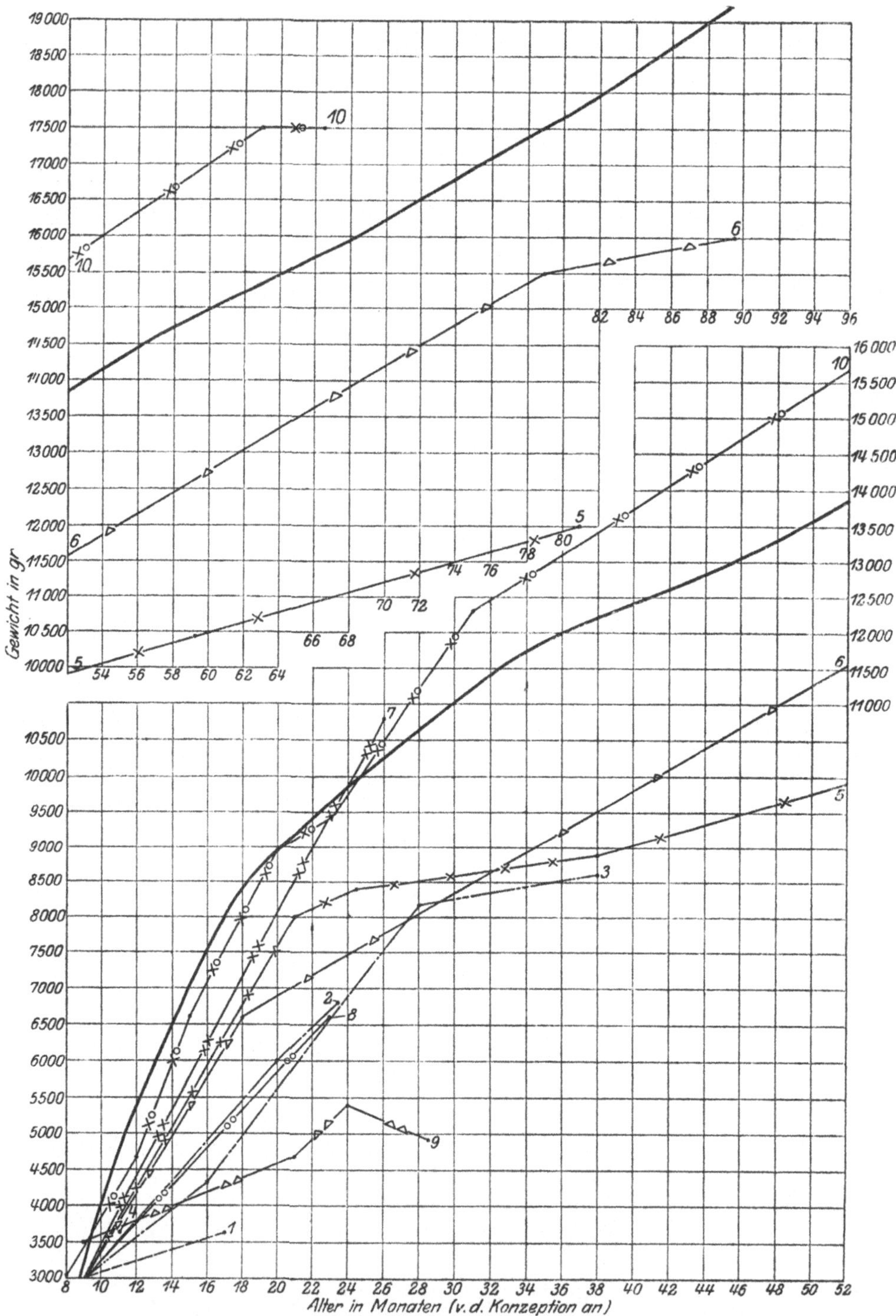

Kurve 18 = f G.

g)

(1 = 55, 2 = 56, 3 = 57, 4 = 58, 5 = 59, 6 = 60, 7 = 61, 8 = 62, 9 = 63, 10 = 64. 11 = 65.)

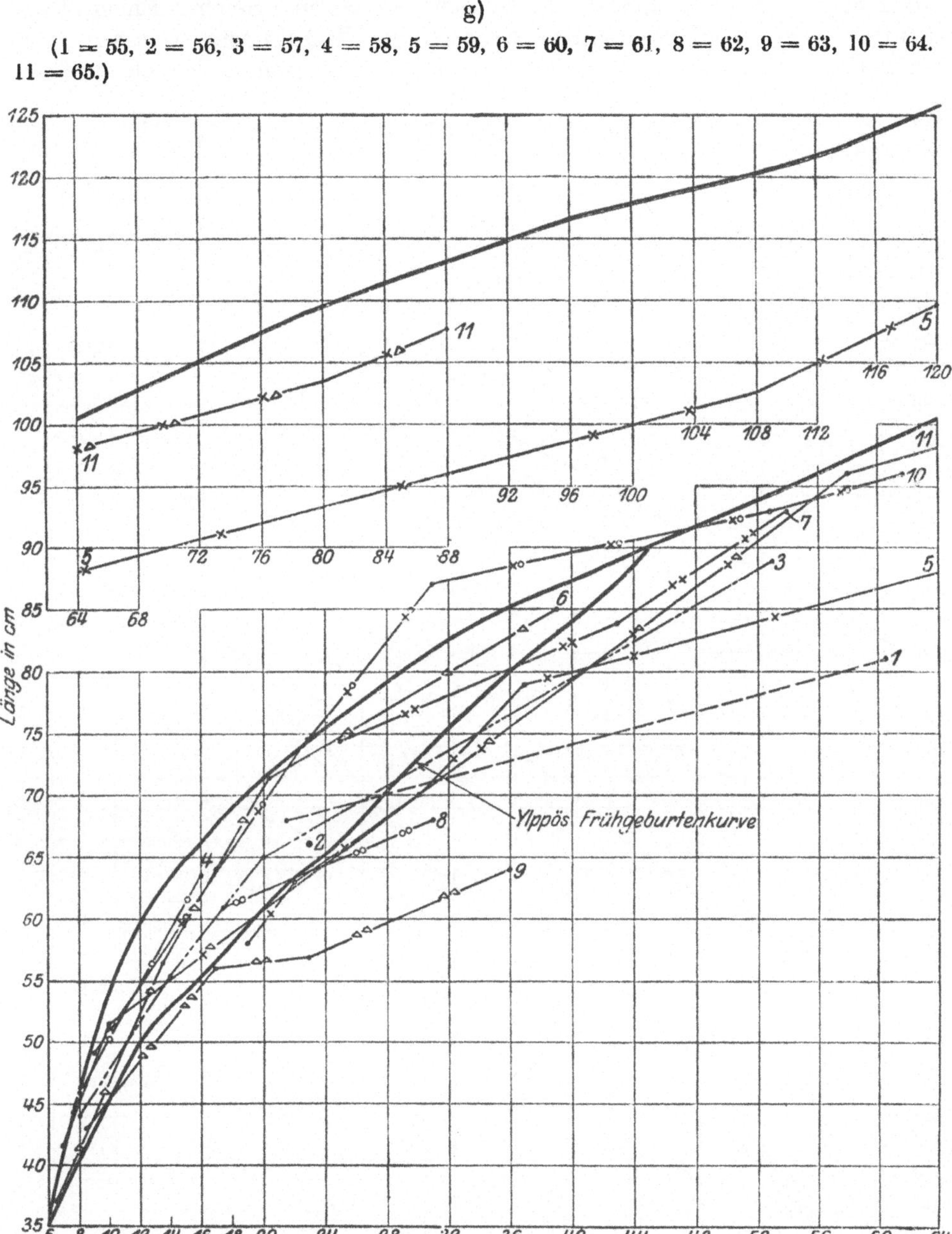

Kurve 20 = g L.

Ergebnis: 11 Kinder. Ylppö hat in seinen Wachstumsstudien gezeigt, daß das frühgeborene Kind eine Verzögerung seiner körperlichen Entwicklung erleidet, die in den ersten Monaten des extrauterinen Lebens am größten ist, dann sich aber repariert, so daß in einem Konzeptionsalter von ca. $3^1/_2$ Jahren

die Länge, von ca. 5 Jahren das Gewicht die Norm erreicht. Einen etwas
weniger, aber ebenfalls deutlich gesteigerten Wachstumstrieb lassen auch
meine Kurven erkennen, so daß im großen und ganzen in der mir zur Ver-

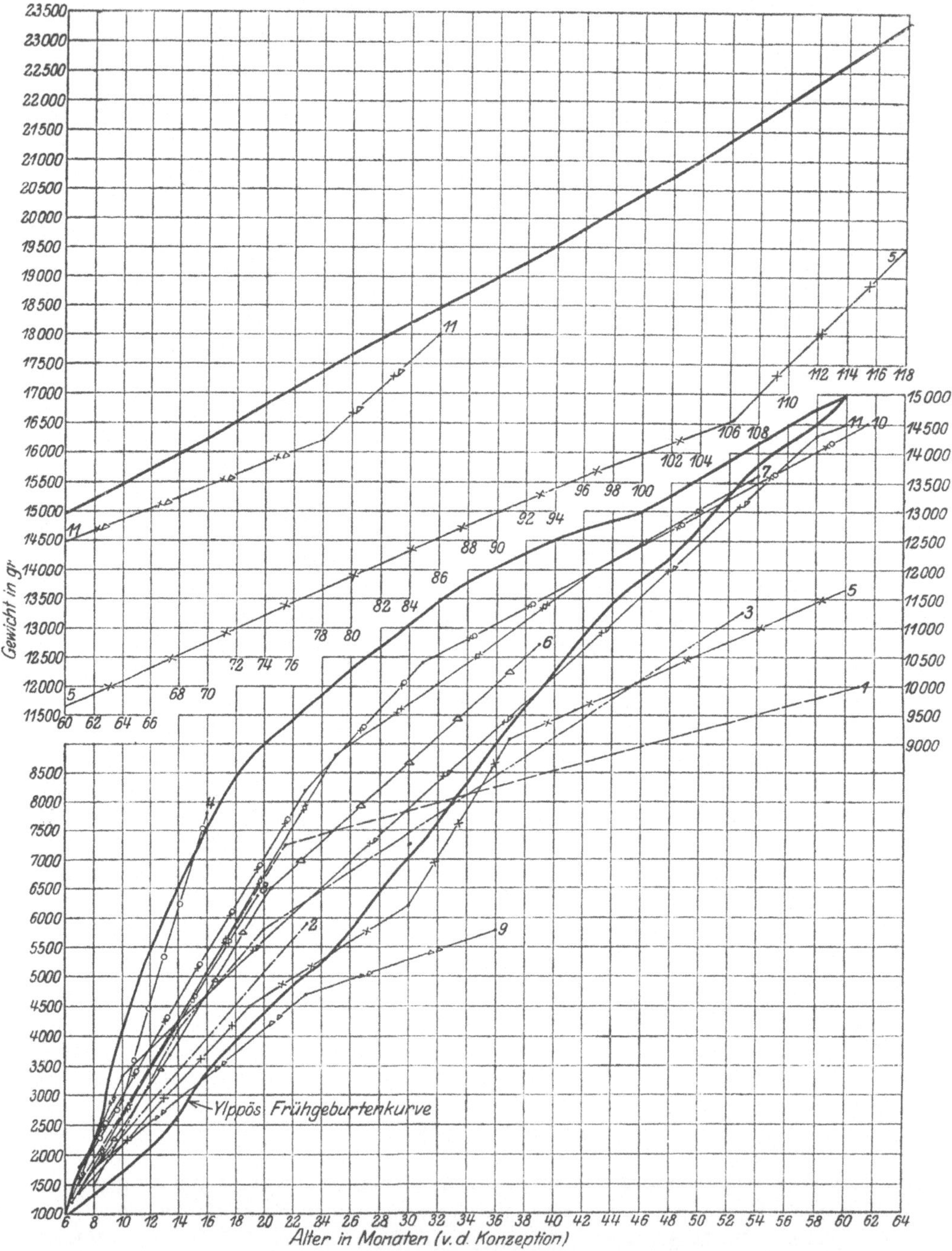

Kurve 21 = g G.

fügung gestandenen Beobachtungszeit der Ausgleich noch nicht völlig zustande gekommen ist. Auffallend ist ferner, daß — wie aus der eingezeichneten Kurve Ylppös hervorgeht — anfänglich alle Daten innerhalb dieser und der

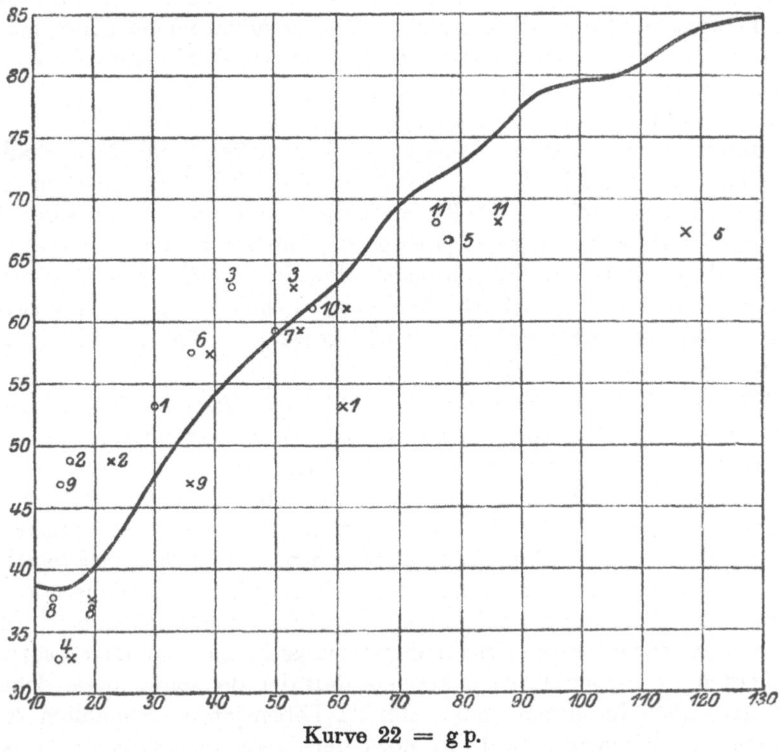

Kurve 22 = g p.

Normalkurve, also in der „Schädigungszone" liegen, um sie dann allmählich nach unten zu verlassen. Lehrreich ist endlich die p-Kurve, nach der eine überraschend große Zahl dieser Kinder normale Statur aufweist.

IV.

Ergebnis und Schlußbetrachtungen. Alle Krankheitsgruppen mit Ausnahme der von mir als „epileptoide Idiotie" bezeichneten ze gen ein auffallend gleichmäßiges Verhalten: Im Längenwachstum anfänglich ein deutliches, wenn auch nicht hochgradiges Zurückbleiben, das sich aber später mehr und mehr der Norm nähert ohne diese jedoch völlig zu erreichen. Der Zeitpunkt, an dem diese Steigerung des Wachstumstriebes eintritt, liegt ungefähr am Ende des ersten extrauterinen Lebensjahres. Ebenso verhält es sich mit dem Gewicht, nur sind hier, als der labileren und von Zufälligkeiten weit mehr abhängigen Wachstumskomponente, die Ausschläge nach unten meist wesentlich größere. Letzteres gilt selbstverständlich besonders für jene ad exitum gekommenen Patienten, von denen Werte aus der letzten Lebensperiode vorliegen.

Habe ich also tatsächlich auch an meinem Material eine, wenn auch nur geringe Schädigung des Gesamtwachstums konstatieren können, so glaube ich doch die

Gründe hierfür nicht in dem psychischen Defekt sondern in anderen Umständen sehen zu müssen. Vor allem gehören hierher jene Individuen, bei denen anderweitige somatische Anomalien — ich erinnere nur an den angeborenen Herzfehler bei Mongolen — oder schwere allgemeine Infekte — kongenitale Lues usw. — das Wachstumsdefizit erklärlich machen. Ferner fallen meine Untersuchungen größtenteils in die Kriegszeit, eine Periode allgemeiner Unterernährung, deren das kindliche Wachstum schwer beeinträchtigende Wirkung heute schon als erwiesen gelten darf. Füge ich noch bei, daß auch meine, d. h. Friedenthals Durchschnittszahlen sicherlich etwas zu hoch gegriffen sind, d. h. wohl mehr als das Mittel aus einer Reihe nur best gedeihender Kinder anzusehen sind, so komme ich zu dem Schlusse: Daß eine angeborene oder in früher Kindheit erworbene Gehirnerkrankung, die selbst zu schwerstem Idiotismus führt, auf das Wachstum des jugendlichen Organismus keinen wesentlichen Einfluß besitzt, daß also „eine Korrelation zwischen Körperentwicklung und geistiger Entwicklungshöhe" (Goddart) nicht besteht [1]).

Zwei Punkte bedürfen noch einer Aufklärung. Der erste ist der ungefähr um die Wende des 1. Lebensjahres im Wachstum eintretende Umschwung zum besseren, bzw. die vorher bestehende Verlangsamung desselben. Ich glaube eine einfache und naheliegende Lösung darin erblicken zu dürfen, daß gerade bei schwachsinnigen Kindern in den ersten Monaten wohl immer große Schwierigkeiten der Ernährung bestehen, die sich selbstverständlich in hohem Maße im Gewicht bemerkbar machen. Diese langdauernde Unterernährung aber läßt auch das Längenwachstum nicht unberührt, wie wir dies von den chronischen Ernährungsstörungen des Säuglings, sowie von Experimenten am jungen Tier her kennen. Mit der Behebung dieser Schwierigkeiten, die ungefähr gegen Ende des 1. Lebensjahres allmählich eintritt, setzt auch der Wachstumstrieb in normaler oder übernormaler Weise ein. — Der zweite Punkt betrifft den Widerspruch, der zwischen den Angaben der oben gebrachten Autoren und meinen Ergebnissen besteht. Die bisher vorliegenden Messungen an kindlichen Idioten stammen zum ganz überwiegenden Teile aus Irren- und anderen Anstalten, Häusern, in denen die Lebensbedingungen oft keineswegs ideale sind und deren Insassen in der Hauptsache aus den ärmeren Bevölkerungsschichten sich rekrutieren. Da Pfaundler uns den weitgehenden Einfluß des Milieus auf das Wachstum kennen gelehrt hat, meine Kinder aber aus den verschiedensten sozialen Kreisen stammen, so glaube ich berechtigt zu sein die Unterschiede zwischen dort und hier zu einem nicht kleinen Teil auf dieses Konto buchen zu dürfen. Einen weiteren Grund der Unstimmigkeiten sehe ich ferner darin, daß die von verschiedenen Autoren benützten und in den betreffenden Arbeiten meist nicht einmal gebrachten Normalzahlen zu hohe gewesen sein dürften.

Das Hauptresultat meiner, ja nur auf eine relativ geringe Zahl von Fällen sich stützenden Untersuchungen glaube ich in der Forderung einer gründlichen Revision der heute gültigen Anschauungen über das Wachstum geistig schwer geschädigter Kinder und in dem Wunsche nach einer Neubearbeitung

---

[1]) Ich betone ausdrücklich, daß z. B. das Myxödem als Erkrankung des endokrinen Systems mit „Auch"-Gehirnbeteiligung hiervon ausgeschlossen ist.

dieses Themas erblicken zu dürfen, die sich vor allem auf eine reinliche Scheidung der einzelnen Formen des Schwachsinns, sei es nach klinischen, ätiologischen oder sonstigen Gesichtspunkten aufbauen muß.

Literatur.

1. Alt, Jahresversamml. d. deutsch. Vereins f. Psychiatr. München. April 1906. Disk.-Bem. — Ref. Psych.-neur. Wochenschr. 8. 88. 1906/07.
2. Alzheimer, Protok. d. 2. Jahresversamml. d. Ver. bayer. Psychiater. Ansbach. Mai 1904. — Ref. Allg. Zeitschr. f. Psych. 61. 888. 1904.
3. Apert, Le mongolisme. Le Bull. méd. 34. 1920. p. 563.
4. Atwood, Idiotie und hereditäre Syphilis. Journ. of the Amer. med. Assoc. 2. 464. 1910.
5. Bahrdt, Turmschädel und andere Mißbildungen beim Säugling. Vortr. Ges. f. Nat.- u. Heilk. Dresden. 1. XI. 19. — Ref. Münch. med. Wochenschr. 67. 464. 1920.
6. Ballantyne, Cerebral ventricular haemorrhages at and soon after birth. Edinbg. med. journ. 25. 63. 1920. Ref. Zentralbl. f. Kinderheilk. 9. 425. 1920.
7. Beatus, Ein Beitrag zur Frage der Beziehung zwischen asphyktischer und schwerer Geburt und nachhaltigen psychischen und nervösen Störungen. Dissert. Breslau 1913. — Ref. Zentralbl. f. Neurol. 36. 134. 1917.
8. Beevor, A case of cong. spin. musc. atrophy usw. Brain 1902. — Zit. bei Bruns, Cramer, Ziehen, Handb. usw.
9. Berblinger, Über Riesen- und Zwergwuchs. Med. Klin. 15. 1029. 1919.
10. Bernheim-Karrer, Zur Diagnose subarachnoidealer Blutungen beim Neugeborenen. Monatsschr. f. Kinderheilk. 14. 308. 1918.
11. Bertolotti, Etude d. syndrome oxyceph. considéré dans ses rapports avec la diathèse rach. et l'adénoidisme. Nouv. Iconogr. d. l. Salpetr. 25. 1. 1912.
12. — Le syndr. oxyceph. ou syndr. de cranio-synostose path. Presse méd. 22. 332. Ref. Zeitschr. f. Kinderheilk.. Ref. 8. 482.
13. Bienfait, Un cas de myat. cong. Annal. d. l. soc. méd. chir. de Liège. 52. 234. 1913. Ref. Zeitschr. f. Kinderheilk. Ref. 6. 728.
14. Birk, Die Prognose der Kinderkrämpfe. Zeitschr. f. ärztl. Fortbildung. 9. 338. 1912.
15. Bleuler, Das autist.-undiszipl. Denken in der Medizin usw. Berlin. Springer 1919.
16. Blühdorn, Zur Diagnose und Prognose der Spasmophilie mit besonderer Berücksichtigung des spät. Kindesalters. Jahrb. f. Kinderheilk. 92. 294. 1920.
17. Borchardt, Zerebrale Kinderlähmung und Intelligenz. Zeitschr. f. Krüppelfürs. 4. 39. 1911.
18. Bourneville et Lemaire, Rachitis und Idiotie. XIII. Kongr. d. Psych. u. Neurol. Frankreichs usw. Brüssel, August 1903. Ref. Monatschr. f. Kinderheilk. 2. 1903.
19. Brückner, Über die ursächlichen Beziehungen zwischen Idiotie und Syphilis. Münch. med. Wochenschr. 57. 1944. 1910.
20. Bullard, Contrib. to the aetiology of idiocy a. imbez. Boston med. and surg. Journ. 1904. Ref. Monatsschr. f. Kinderheilk. 3. 151.
21. Cassirer, Myatonia cong. Handb. d. Neurol. v. Lewandowsky II. Berlin. Springer 1911.
22. Dall, Ärztliche Untersuchungen aus der Hilfsschule für schwachsinnige Kinder zu Karlsruhe. Karlsruhe 1902.
23. Dean, Idiocy and cong. syph. Brit. Journ. of childr.-dis. Sept. 1912. Ref. Monatsschr. f. Kinderheilk. 12. 218.
24. Demme, Über der Einfluß des Alkohols auf den Organismus des Kindes. Stuttgart, Enke 1891.
25. Dibbelt, Klinischer Beitrag zur infantilen Pseudobulbärparalyse. Arch. f. Kinderheilk. 67. 414. 1919.
26. Doehle, Über chronische Pachymeningitis usw. bei Kindern und deren forensische Bedeutung. Verhandl. d. X. internat. med. Kongr. zu Berlin 1890. Zit. bei Finkelstein, Lehrb. d. Säuglingskrankh.

27. Dolega, Über mongoloide Idiotie. Diss. Greifswald 1913. Ref. Zeitschr. f. Kinderheilk. Ref. 8. 183.

28. Dollinger, Über eigenartig verlaufende (latente) Formen von Meningitis pur. ac. im frühesten Kindesalter. Zeitschr. f. Kinderheilk. 21. 9. 1919.

29. — Zur Klinik der infantilen Form der familiären amaurotischen Idiotie. Zeitschr. f. Kinderheilk. 22. 167. 1919.

30. — Zur Ätiologie des Mongolismus. Zeitschr. f. Kinderheilk. 27. 332. 1921.

31. Langdon Down, On some of the ment. affect. of childhood and youth. London 1887.

32. Dürck, Beitrag zur Lehre von der Veränderung und der Altersbestimmung von Blutungen im Zentralnervensystem. Virchows Arch. 30. 29. 1892.

33. Duthoit, A propos d'un cas de myaton. cong. Clinique (Bruxelles) 27. 81 usw. 1913.

34. Eitel, Zwei Fälle von Hydrocephalus int. chron. cong. fam. mit zwei verschiedenen Schädeltypen. Zeitschr. f. Kinderheilk. 22. 25. 1919.

35. Falkenheim, Über fam. am. Idiotie. Jahrb. f. Kinderheilk. 54. 123. 1901.

36. Feer, Der Einfluß der Blutsverwandtschaft der Eltern auf die Kinder. Jahrb. f. Kinderheilk. 66. 188. 1907.

37. Fletscher und Beach, Lanzet 1889 zit. nach Wall.

38. Friedenthal, Allgemeine und spezielle Physiologie des Menschenwachstums. Berlin 1914. Springer.

39. Giacomini, I cervelli dei microcephali. Turin 1890 und Una microcefala. Atti della R. Accademia Med. d. Torino 6. 1891.

40. Glüh, Über Mikrozephalie. Zeitschr. f. d. Erf. u. Beh. d. jug. Schwachs. 6. 207. 1913.

41. Goddart, The heigt and weight of feeblemindet children. The Journ. of nerv. and ment. dis. 39. 217. 1912. Ref. Monatschr. f. Kinderheilk. Ref. 12. 830 u. Zeitschr. f. Kinderheilk. 3. 317.

42. Gordon, The incidence of inher. syph. in cong. ment. deficiency. Lanzet. 1913 861. Ref. Zeitschr. f. Kinderheilk. Ref. 7. 240.

43. Gralka, Das Schicksal unserer kongenital-luetischen Kinder. Jahrb. f. Kinderheilk. 92. 205. 1920.

44. v. Gröer, Zur Kenntnis des Meningoenzephalismus. Zeitschr. f. Kinderheilk. 21. 220. 1919.

45. Hamburger, Über Gefäßthrombosen junger Kinder. Jahrb. f. Kinderheilk. 91. 439. 1920.

46. Hannes, Zur Frage nach den Beziehungen zwischen asphyktischer und schwerer Geburt und nachhaltigen psychischen und nervösen Störungen. Zeitschr. f. Geburtsh. u. Gynäkol. 68. 689. 1911.

47. — Bestehen nachweisbarer Beziehungen zwischen usw? Neurol. Zentralbl. Nr. 18. 1911.

48. Heller, Grundriß der Heilpädagogik. Leipzig 1914.

49. Herzog, Beiträge zur Pathologie des Turmschädels. Beitr. z. klin. Chir. 90. 464. 1914. Ref. Zeitschr. f. Kinderheilk. 8. 258.

50. — Ein Beitrag zur Lehre von den intrakraniellen Blutungen Neugeborener. Diss. München. 1903.

51. Heubner, Das Vorkommen der Idiotie und verwandter Zustände in der Praxis des allgemeinen Arztes. Zeitschr. f. d. Erf. u. Beh. d. jug. Schwachs. 1. 97. 1908.

52. Heyn, Statistische Beiträge zur Ätiologie der Idiotie. Psych.-neurol. Wochenschr. 8. 173. 1906/07.

53. Higier, Zur Klassifikation der Idiotie und zur Pathologie ihrer seltenen Formen. Deutsche Zeitschr. f. Nervenheilk. 39. 235. 1910.

54. Hoche, Die „Ursache" bei Geisteskrankheiten. Med. Klin. 16. 1. 1920.

55. Holland, Fetal intrakranial haemorrhage during birth. Brit. med. journ. Nr. 3104. 868. 1920.

56. Husler, Bemerkungen zur genuinen Epilepsie im Kindesalter. Zeitschr. f. Kinderheilk. 26. 239. 1920.

57. — Zur Systematik und Klinik epileptiformer Krampfkrankheiten im Kindesalter. Ergebn. d. inn. Med. u. Kinderheilk. 19. 624. 1920.

58. Hutinel et Babonneix, La maadie de Little. Annal. de méd. et chir. infant. 15. 625. 1911. Ref. Zeitschr. f. Kinderheilk. Ref. 2. 436.

59. **Ibrahim**, Klinischer Beitrag zur Kenntnis der zerebralen Diplegien des Kindesalters und der Mikrozephalie. Jahrb. f. Kinderheilk. **60.** 731 u. 843. 1904.

60. **Ireland**, The ment. affect. of children, idiocy, imbecillity a. insanity. London a. Edinburgh 1898.

61. **Jendrassik**, Die hereditären Krankheiten in **Lewandowskys** Handb. d. Neurol, II. Berlin. Springer 1911.

62. **Jüttermann**, Über einen Fall von Turmschädel. Diss. Göttingen 1920.

63. **Kalischer, S.**, Der angeborene Hydrozephalus in **Lewandowsky** Handb. d. Neurol. III. Berlin. Springer 1912.

64. **Karger**, Zur Kenntnis d. zerebralen Rachitis. Monatsschr. f. Kinderheilk. **18.** 21. 1920.

65. **Kassowitz**, Infantiles Myxödem, Mongolismus und Mikromelie. 74. Vers. d. Ges. deutsch. Naturf. u. Ärzte. Karlsbad 1902. „Verhandlungen". Wiesbaden, Bergmann 1903. S. 161.

66. **Kellner**, Die mongoloide Idiotie. Münch. med. Wochenschr. **60.** 746. 1913.

67. — Ärztl. Verein Hamburg. 15. VI. 1920. Ref. Med. Klin. **16.** 1147. 1920.

68. **Kerlin**, Enumeration, classif. a. causat. of idiocy. Philadelphia 1880. Zit. bei **Ziehen**.

69. **Kind**, Allg. Zeitschr. f. Psych. **33.** 595. 1877. Zit. Schott.

70. — Über das Längenwachstum der Idioten. Arch. f. Psych. u. Nervenkrankh. **6.** 447. 1876.

71. **Klosenberg**, Über die fam. amaur. Idiotie. Czasopismo lekarskie. Festnummer für **Bieganski**. Ref. Monatsschr. f. Kinderheilk. **4.** 694. 1905.

72. **Klotz**, Die ätiologische Bedeutung des Geburtstraumas für die geistige und körperliche Entwicklung. Zeitschr. f. d. ges. Neurol. u. Psych. Ref. u. Ergebn. 8. 1. 1913.

73. **Koenig**, Die Ätiologie der einfachen Idiotie verglichen mit derjenigen der zerebralen Kinderlähmung. Allg. Zeitschr. f. Psych. **61.** 133. 1904.

74. **Kogan**, Statistische Zusammenstellung der Fälle von Idiotie usw. in bezug auf ihre Ätiologie. Diss. Zürich 1910.

75. **Kowitz**, Intrakranielle Blutungen und Pachymen. haem. chron. int. bei Neugeborenen und Säuglingen. Virchows Arch. **215.** 233. 1914.

76. **Krabbe**, Cong. fam. spin. musk. atrophies and their relation to amyotonia cong. Brain. **43.** 166. 1920. Ref. Kongr.-Zentralbl. f. d. ges. inn. Med. **14.** 538. 1920.

77. **Kraemer**, Über positiven Wassermann im Liquor bei nicht luetischer Meningitis. Münch. med. Wochenschr. **65.** 1131. 1918.

78. **Kraepelin**, Psychiatrie. IV. Bd. 4. Leipzig. Barth 1915.

79. **Kröber**, Beitrag zur Frage des ursächlichen Zusammenhanges der Syphilis mit der Idiotie. Med. Klin. **7.** 1239. 1911.

80. **Küttner**, Der angeborene Turmschädel. Münch. med. Wochenschr. **60.** 2209. 1913.

81. **Langer**, Pathothermie und aregenerat. Anämie bei Zerstörung des Großhirns durch intrauterine Blutung. Zeitschr. f. Kinderheilk. **22.** 359. 1919.

82. **Lippmann**, Über die Beziehung der Idiotie zur Syphilis. Deutsche Zeitschr. f. Nervenkrankh. **39.** 81. 1910.

83. **Loetsch**, Beitrag zur Kenntnis der endogenen Muskelatrophie. Zeitschr. f. Kinderheilk. **19.** 97. 1919.

84. **Lucas** and **Southard**, Contribut. to the neurology of the childr. III. Boston med. a. surg. Journ. **169.** 341. 1913. Ref. Zeitschr. f. Kinderheilk. Ref. **6.** 716.

85. **Mayer**, Über die intrakranielle Blutung der Neugeborenen infolge der Geburt. Zentralbl. f. Gynäk. **39.** 795. 1915.

86. **Mayet**, Verwandtenehe und Statistik. Jahrb. d. internat. Ver. f. vergl. Rechtswissenschaft u. Volkswirtschaftslehre. **6. u. 7.** Zit. bei **Lenz**, Die Bedeutung der statistisch ermittelten Belastung mit Blutsverwandtschaft der Eltern. Münch. med. Wochenschr. **66.** 1340. 1919.

87. **Meltzer**, Zur Pathogenese der Optikusatrophie und des sog. Turmschädels. Neur. Zentralbl. 1908. Nr. 12.

88. **Müller** und **Singer**, Bericht über das Schicksal ausgiebig behandelter Lueskinder usw. Arch. f. Kinderheilk. **67.** 161. 1919.

89. **Neumayer**, Die histologischen Veränderungen der Großhirnrinde bei lokalem Druck. Deutsche Zeitschr. f. Nervenheilk. **8.** 167. 1895.

90. Neurath, Über Idiotie im Kindesalter. Med. Klin. 1. 199. 1909.
91. Nießl v. Mayendorf, Zur Topographie der kortikalen Innervationspunkte des Schling- und Kauaktes. Zeitschr. f. d. ges. Neur. u. Psych. 49. 243. 1919.
92. Noeggerath, Die Kriegssterblichkeit der badischen Kinder. In Beiträge zur soz. Hygiene des Säuglings- und Kleinkinderalters, herausg. v. Rott. Berlin 1920. Stilke.
93. Oberwarth, Diskussionsbemerkg. z. Vortr. von Kassowitz (65).
94. Opitz, Über Wachstum und Entwicklung untergewichtiger ausgetragener Neugeborener. Monatsschr. f. Kinderheilk. 13. 145. 1914/16.
95. Oppenheim, Demonstration eines Falles von Myatonia cong. in Berl. med. Ges. 24. 2. 1904. Ref. Berl. klin. Wochenschr. 41. 255. 1904.
96. Pfaundler, Körpermaßstudien an Kindern. I—VI. Zeitschr. f. Kinderheilk. 14. 1. 1916.
97. Piper, Zur Ätiologie der Idiotie. Berlin. Kornfeld 1893.
98. v. Pirquet, Eine einfache Tafel zur Bestimmung von Wachstum und Ernährungszustand bei Kindern. Zeitschr. f. Kinderheilk. 6. 253. 1913.
99. Pollak, E., Pathologie und Pathogenese der Epilepsie. Jahreskurse f. ärztl. Fortbildung. 11. 1920. Maiheft.
100. Potpeschnigg, Zur Kenntnis der kindlichen Krämpfe und ihrer Folgen für das spätere Alter. Arch. f. Kinderheilk. 47. 360. 1908.
101. Poynton, Amaurot. fam. Idiotie. Brit. med. Journ. Nr. 2523. Ref. Monatsschr. f. Kinderheilk. Ref. 9. 1910.
102. Ranke, Über Gehirnveränderungen bei der angeborenen Syphilis. Zeitschr. f. d. Erf. u. Beh. d. jug. Schwachsinns. 2. 32. 81 u. 211. 1908.
103. — Anthropometrische Untersuchungen an gesunden und kranken Kindern mit besonderer Berücksichtigung des schulpflichtigen Alters. Zeitschr. f. Schulgesundheitspflege 18. 719 u. 816. 1905.
104. Rehm, Die Bedeutung der Syphilis-Ätiologie bei idiotischen, schwachsinnigen und psychopathischen Kindern. Zeitschr. f. d. Erf. u. Beh. d. jug. Schwachs. 6. 201. 1913.
105. — Ernährungsversuche mit vegetabilischer Kost an geisteskranken Kindern. — Beitrag zur Kenntnis der Größe und des Gewichtes geisteskranker Kinder. Zeitschr. f. d. Erf. u. Beh. d. jug. Schwachs. 6. 45. 1913.
106. v. Reuß, Die Krankheiten der Neugeborenen. Berlin. Springer 1914.
107. Rieping, Zur Pathogenese des Turmschädels. Deutsche Zeitschr. f. Chir. 148. 1. 1919.
108. Rösch, Beobachtungen über den Kretinismus. Tübingen 1850.
109. Roth, Zur Genese und Ätiologie der Pachymeningitis haem. int. Berl. klin. Wochenschr. 57. 175. 1920.
110. Runge, Die Krankheiten der ersten Lebenstage. 3. Aufl. Stuttgart. Enke 1906.
111. Savini-Castaneo und Savini, Beitrag zur Ätiologie, Pathogenese und pathol. Anat. der Tay-Sachsschen fam. am. Idiotie. Zeitschr. f. Kinderheilk. 7. 321, 1913.
112. Schaffer, Pseudobulbärparalyse, verursacht durch einseitigen kortikalen Herd. Zeitschr. f. d. ges. Neur. u. Psych. 6. 196. 1911.
113. Schäfer, Berl. Ges. f. Geburtsh. u. Gynäk. 25. VI. 1920. Ref. Deutsche med. Wochenschrift 46. 1177. 1920.
114. Van der Scheer, Über Mongolismus. Med. Maandschr. v. Verlosk. en Vrouvenzichten en Kindergeneesk. 1919. 214. Ref. Jahrb. f. Kinderheilk. 91. 385. 1920.
115. Schlesinger, Schwachbegabte Kinder. Stuttgart. Enke 1907.
116. Schlöß, Zur Kenntnis der Ätiologie der angeborenen und frühzeitig erworbenen psychischen Defektzustände. Psych.-neurol. Wochenschr. 8. 435. 1906/07.
117. Schmincke, Über multiple Narbenbildung in der Großhirnrinde, kombiniert mit fibröser Leptomeningitis und Pachymeningitis haem. int. bei einem 5 Monate alten Kinde. Zeitschr. f. d. ges. Neur. u. Psych. 51. 281. 1919.
118. Schmitt, Über die Lebensaussichten unreifer und schwach entwickelter Neugeborener. Zeitschr. f. Geb. u. Gynäk. 81. 382. 1919.
119. Schnitzer, Über den angeborenen und früh erworbenen Schwachsinn. Zeitschr. f. Psychotherap. u. med. Psychol. 1. 95. 1909.
120. Scholz, Anomale Kinder. Berlin. Karger 1912.

121. Schott, (a) Über die Ursachen des Schwachsinns im jugendlichen Alter. Arch. f. Psych. u. Nervenkrankh. **61**. 195. 1919.

122. — (b) Über die ursächlichen Beziehungen zwischen Tuberkulose und Schwachsinn. Zeitschr. f. d. Erf. u. Beh. d. jug. Schwachs. **6**. 265. 1913.

123. — (c) Über Hirnentzündung im Kindesalter. Jahrb. f. Kinderheilk. **90**. 175. 1919.

124. — (d) Die Bedeuturg der Geburtsschädigung für die Entstehung des Schwachsinns und der Epilepsie im Kindesalter. Arch. f. Gynäk. **113**. 336. 1920.

125. — Die Bedeutung der Infektionskrankheiten für die Entstehung des kindlichen Schwachsinns. Arch. f. Kinderheilk. **68**. 10. 1920.

126. Schüller, Dystrophia adiposo-genit. in Lewandowskys Handb. d. Neurol. IV. Berlin. Springer 1913.

127. Schultze, Fr., Über Befunde von Hämatomyelie und Oblongatablutungen mit Spaltbildung bei Dystokien. Deutsche Zeitschr. f. Nervenheilk. **8**. 1. 1895.

128. Seitz, Über die durch intrauterine Gehirnhämorrhagien entstandenen Gehirndefekte und d. Encephalitis congenita. Arch. f. Gynäk. **83**. Ref. Monatsschr. f. Kinderheilk. **7**. 346.

129. Shuttleworth, Bericht über 350 Fälle von Mongolismus in der Med. Gesellsch. zu Belfast. Brit. med. Journ. **2**. 661. 1909. Zit. bei 130.

130. Siegert, Der Mongolismus. Ergebn. d. inn. Med. u. Kinderheilk. **6**. 565. 1910.

131. Simmonds, Two cas. of intracran. cerebr. hemorrhage in the newborn rel. by operat. Boston med. and surg. Journ. **166**. 43. Ref. Monatsschr. f. Kinderheilk. Ref. **12**. 783. 1913.

132. Sklarek, Körperlänge und Körperwachstum bei idiotischen Kindern. Allg. Zeitschr. f. Psychiatr. **58**. 1112. 1901.

133. Spatz, Über eine besondere Reaktionsweise des unreifen Zentralnervengewebes. Zeitschr. f. d. ges. Neur. u. Psych. **53**. 363. 1920.

134. v. Starck, Zur Kasuistik der fam. amaur. Idiotie. Monatsschr. f. Kinderheilk. **18**. 139. 1920.

135. Stern, Über positive WaR bei nicht luetischer Gehirnerkrankung. Arch. f. Psych. **61**. 1919.

136. Stöltzner, Zur Ätiologie des Mongolismus. Münch. med. Wochenschr. **66**. 1493. 1919.

137. Strohmeyer, Vorlesungen über die Psychopath. des Kindesalters. Laupp. Tübingen 1910.

138. Thiemich, Über die Schädigung des Zentralnervensystems durch Ernährungsstörungen im Säuglingsalter. Jahrb. f. Kinderheilk. **52**. 810 u. 895. 1900.

139. Thiemich und Birk, Über die Entwicklung eklamptischer Säuglinge in der späteren Kindheit. Jahrb. f. Kinderheilk. **65**. 16 u. 204. 1907.

140. Thomsen, Boas, Hjort und Leschly, Eine Untersuchung der Schwachsinnigen, Epileptiker, Blinden und Taubstummen Dänemarks mit Wassermanns Reaktion. Berl. klin. Wochenschr. **48**. 891. 1911.

141. Tobler, Über kongenitale Muskelatonie (Myat. cong. Oppenh.) Jahrb. f. Kinderheilk. **66**. 33. 1907.

142. Vas, Die weiteren Entwicklungs- und Gesundheitsverhältnisse der mit Lues cong. behafteten Kinder. Jahrb. f. Kinderheilk. **75**. 452. 1912.

143. Velhagen, Über Turmschädel und Sehnervenatrophie. Münch. med. Wochenschr. **51**. 1389. 1904.

144. Vogt, H., (a) Zerebrale Kinderlähmung in Lewandowskys Handb. d. Neur. III. Berlin. Springer 1912.

145. — (b) Fälle von fam. Mikrozephalie. Allg. Zeitschr. f. Psych. **63**. 706. 1906.

146. — (c) Epilepsie und Schwachsinnszustände im Kindesalter. Arch. f. Kinderheilk. **48**. 321. 1908.

147. — (d) Die Epilepsie im Kindesalter. Berlin. Karger 1910.

148. — (e) Über einige somatische Eigenschaften der Idioten. Psych.-neurol. Wochenschr. **8**. 5. 1906/07.

149. C. u. O. Vogt, Zur Kenntnis der pathologischen Veränderungen des Striatum und des Pallidum und zur Pathophysiologie der dabei auftretenden Krankheitserscheinungen. Sitzungsber. d. Heidelb. Akad. d. Wiss. Jahrg. 1919. 14. Abhdlg. Heidelberg. Winter 1919.

150. Wall, Über die Weiterentwicklung frühgeborener Kinder mit besonderer Berück-
     sichtigung späterer nervöser, psychischer und intellektueller Störungen. Monats-
     schr. f. Geb. u. Gynäk. 87. 456. 1913.
151. Weicksel, Angeborener Schwachsinn bei Zwillingen. Zeitschr. f. d. ges. Neurol.
     u. Psych. 15. 220. 1913.
152. Weygandt, (a) Idiotie und Schwachsinn im Kindesalter. Med. Klin. 1. 225. 1905.
153. — (b) Über Infantilismus und Idiotie. Zeitschr. f. d. ges. Neur. u. Psych 17. 613. 1913.
154. — (c) Diskussionsbemerkg. auf Jahresvers. d. deutsch. Ver. f. Psych. München.
     April 1906. Ref. Psych.-neur. Wochenschr. 8. 88. 1906/07.
155. — (d) Über Mongolismus. Jahresvers. d. Ver. bayer. Psych. Juni 1905. Ref.
     Psych.-neur. Wochenschr. 7. 221. 1905/06.
156. — (e) Schwachsinn und Hirnkrankheiten mit Zwergwuchs. Monatsschr. f. Psych.
     u. Neur. 85. 25. 1914.
157. Weyhe, Über die Häufigkeit von Hämorrhagien in Schädel und Schädelinhalt bei
     Säuglingen. Diss. Kiel 1889.
158. Wulff, Die geistige Entwicklungshemmung durch Schädigung des Kopfes vor,
     während und gleich nach der Geburt des Kindes. Allg. Zeitschr. f. Psych. 49.
     133. 1893.
159. Ylppö, Chronisches Fieber ohne im Leben erklärbare Ursache bei Myat. cong. Zeit-
     schr. f. Kinderheilk. 14. 229. 1916.
160. — Path.-anat. Studien bei Frühgeborenen. Zeitschr. f. Kinderheilk. 20. 212. 1919.
161. — Zur Physiologie, Klinik und zum Schicksal der Frühgeborenen. Zeitschr. f. Kinder-
     heilk. 24. 1. 1919.
162. — Das Wachstum der Frühgeborenen von der Geburt bis zum Schulalter. Ebenda
     S. 111.
163. Zadek, Über positive WaR bei nichtluischer Meningitis. Münch. med. Wochenschr.
     65. 1435. 1918.
164. Zangemeister, Studien über die Schwangerschaftsdauer und die Fruchtent-
     wicklung. Arch. f. Gynäk. 107. 405. 1917.
165. Zappert, Organische Erkrankungen des Nervensystems. In Pfaundler-Schloß-
     mann Handb IV. Leipzig. Vogel 1910.
166. Ziehen, (a) Die Geisteskrankheiten des Kindesalters. Berlin. Reuther u. Reichard
     1915 u. 1917.
167. — (b) Die Krankheiten des Gehirns und der Gehirnhäute in Bruns, Cramer,
     Ziehen, Handb. d. Nervenkrankh. im Kindesalter. Berlin. Karger. 1912.

Verlag von Julius Springer in Berlin W 9

Monographien aus dem Gesamtgebiete der Neurologie und Psychiatrie

Herausgegeben von **O. Foerster**-Breslau und **K. Wilmanns**-Heidelberg

Die Abonnenten der „Zeitschrift für die gesamte Neurologie und Psychiatrie" sowie die des „Zentralblatt für die gesamte Neurologie und Psychiatrie" erhalten sämtliche Hefte zu einem ermäßigten **Vorzugspreis**, der gesondert aufgeführt ist.

Heft 1: Über nervöse Entartung. Von Professor Dr. med. **Oswald Bumke**, 1. Assistent an der psychiatrischen und Nervenklinik der Universität zu Freiburg i. B. 1912. Vergriffen.

Heft 2: Die Migräne. Von Edward Flatau in Warschau. Mit 1 Textabbildung und 1 farbigen Tafel. 1912. Preis M. 12,—. Vorzugspreis M. 9,6)

Heft 3: Hysterische Lähmungen. Studien über ihre Pathophysiologie und Klinik. Von Dr. **H. di Gaspero**, 1. Assistent an der Universitäts-Nervenklinik in Graz. Mit 38 Abbildungen im Text und auf einer Tafel. 1912. Preis M. 8,5) Vorzugspreis M. 6,80

Heft 4: Affektstörungen. Studien über ihre Ätiologie und Therapie. Von Dr. med. **Ludwig Frank**, Spezialarzt für Nerven- und Gemütskrankheiten in Zürich, ehem. Direktor der kantonalen Irrenheilanstalt Münsterlingen im Thurgau. 1913. Preis M. 16.—. Vorzugspreis M. 12,80

Heft 5: Über das Sinnesleben des Neugeborenen. (Nach physiologischen Experimenten) Von Dr. **Silvio Canestrini**, Assistent der Nervenklinik in Graz. Mit 60 Abbildungen im Text und auf 1 Tafel. 1913. Preis M. 6.— Vorzugspreis M. 4,80

Heft 6: Über Halluzinosen der Syphilitiker. Von Privatdozent Dr. Felix Plaut. wissenschaftlicher Assistent der psychiatrischen Universitätsklinik in München. 1913. Preis M. 5,60 Vorzugspreis M. 4,50

Heft 7: Die agrammatischen Sprachstörungen. Studien zur psychologischen Grundlegung der Aphasielehre. Von Dr. **Arnold Pick**, Professor an der Deutschen Universität in Prag 1. Teil. 1913. Preis M 14.—. Vorzugspreis M. 11,20

Heft 8: Das Zittern. Seine Erscheinungsformen, seine Pathogenese und klinische Bedeutung. Von Dr **Josef Pelnář**, Professor an der Böhmischen Universität in Prag. Aus dem Tschechischen übersetzt von Dr. **Gustav Mühlstein**. Mit 125 Textabbildungen. 1913. Preis M. 12.— Vorzugspreis M. 9,60

Heft 9: Selbstbewußtsein und Persönlichkeitsbewußtsein. Eine psychopathologische Studie. Von Dr. **Paul Schilder**, Assistent an der psychiatrischen und Nervenklinik der Universität Leipzig. 1914. Preis M. 14 — Vorzugspreis M. 11,20

Heft 10: Die Gemeingefährlichkeit in psychiatrischer, juristischer und soziologischer Beziehung. Von Dr. jur. et med. **M. H. Göring**, Privatdozent für Psychiatrie in Gießen. 1915. Preis M. 7.—. Vorzugspreis M. 5,60

Heft 11: Postoperative Psychosen. Von Professor Dr. **K. Kleist**, Oberarzt der psychiatrischen Klinik in Erlangen. 1916. Preis M. 1,80 Vorzugspreis M. 1,45

Heft 12: Studien über Vererbung und Entstehung geistiger Störungen. I. Zur Vererbung und Neuentstehung der Dementia praecox. Von Professor Dr. **Ernst Rüdin**, München. Mit 66 Abbildungen und Tabellen. 1916. Preis M. 9.— Vorzugspreis M. 7,20

Heft 13: Die Paranoia. Eine monographische Studie. Von Dr. **Hermann Krueger**. Mit 1 Textabbildung. 1917. Preis M. 6,80 Vorzugspreis M. 5,40

Heft 14: Studien über den Hirnprolaps. Mit besonderer Berücksichtigung der lokalen posttraumatischen Hirnschwellung nach Schädelverletzungen. Von Dr **Heinz Schrottenbach** in Graz. Mit Abbildungen auf 19 Tafeln. 1917. Preis M. 7,60 Vorzugspreis M. 6,10

Heft 15: Wahn und Erkenntnis. Eine psychopathologische Studie von Dr. med et phil. **Paul Schilder**. Mit 2 Textabbildungen und 2 farbigen Tafeln. 1918. Preis M. 7,60 Vorzugspreis M. 6,10

Heft 16: Der sensitive Beziehungswahn. Ein Beitrag zur Paranoiafrage und zur psychiatrischen Charakterlehre. Von Dr. **Ernst Kretschmer**, Tübingen. 1918. Preis M. 14.— Vorzugspreis M. 11,20

Heft 17: Das mechanisch-melancholische Irresein (Manisch-depressives Irresein Kraepelin). Eine monographische Studie von Dr. **Otto Rehm**, Oberarzt der Bremischen Staatsirrenanstalt. Mit 14 Textabbildungen und 18 Tafeln. 1919. Preis M. 28.—. Vorzugspreis M. 22,40

Heft 18: Die paroxysmale Lähmung. Von Oberarzt Dr. **Albert K. E. Schmidt**, Karlsruhe i. B. Mit 4 Textabbildungen. 1919. Preis M. 6,80 Vorzugspreis M. 5,60

Heft 19: Uber Wesen und Bedeutung der Affektivität. Eine Parallele zwischen Affektivität und Licht- und Farbenempfindung. Von Privatdozent Dr. **E. Fankhauser**, Waldau bei Bern. Mit 6 Textabbildungen. 1919. Preis M. 8,60 Vorzugspreis M. 7,40

Heft 20: Über die juvenile Paralyse. Von Dr. **Toni Schmidt-Kraepelin**. Mit 9 Textabbildungen. 1920. Preis M. 24.— Vorzugspreis M. 20.—

Heft 21: Die Influenza-Psychosen und die Anlage zu Infektionspsychosen. Von Professor Dr. **K. Kleist** an der Universität Frankfurt a. M. 1920. Preis M. 18.— Vorzugspreis M. 16.—

Heft 22: Die Beteiligung der humoralen Lebensvorgänge des menschlichen Organismus am epileptischen Anfall. Von Dr. **Max de Crinis**, Assistent der Universitätsnervenklinik in Graz. Mit 28 Kurven im Text. 1920. Preis M. 26.— Vorzugspreis M. 22.—

Heft 24: Die gemeingefährlichen Geisteskranken im Strafrecht, im Strafvollzuge und in der Irrenpflege. Ein Beitrag zur Reform der Strafgesetzgebung, des Strafvollzuges und der Irrenfürsorge. Von Dr. **Peter Rixen**, Nervenarzt in Brieg. Preis M. 48.— Vorzugspreis M. 42.—

Heft 25: Die klinische Neuorientierung zum Hysterieproblem unter dem Einflusse der Kriegserfahrungen. Von Dr. med. **Karl Pönitz**. Erscheint im Frühjahr 1921.

Weitere Hefte befinden sich in Vorbereitung.

Hierzu Teuerungszuschläge